国家癌症中心肿瘤专家答疑丛书

应对膀胱癌专家谈

YINGDUIPANGGUANGAI

ZHUANJIATAN

专家谈

寿建忠　主编

中国协和医科大学出版社

图书在版编目（CIP）数据

应对膀胱癌专家谈／寿建忠主编. —北京：中国协和医科大学出版社，2013. 10

（国家癌症中心癌症专家答疑丛书）

ISBN 978-7-81136-925-0

Ⅰ．①应…　Ⅱ．①寿…　Ⅲ．①膀胱癌-诊疗　Ⅳ．①R737. 14

中国版本图书馆 CIP 数据核字（2013）第 178073 号

国家癌症中心肿瘤专家答疑丛书

应对膀胱癌专家谈

主　　编：寿建忠
责任编辑：吴桂梅　林　娜

出版发行：**中国协和医科大学出版社**
　　　　　（北京东单三条九号　邮编100730　电话65260378）
网　　址：www. pumcp. com
经　　销：新华书店总店北京发行所
印　　刷：北京佳艺恒彩印刷有限公司

开　　本：710×1000　1/16 开
印　　张：16. 5
字　　数：190 千字
版　　次：2014 年 4 月第 1 版　　2014 年 4 月第 1 次印刷
印　　数：1—5000
定　　价：29. 80 元

ISBN 978-7-81136-925-0

国家癌症中心肿瘤专家答疑丛书

编辑委员会

顾　　　问：

陆士新　孙　燕　程书钧　詹启敏　赫　捷　林东昕

殷蔚伯　余子豪　储大同　唐平章　赵　平　王明荣

王绿化　程贵余　周纯武　乔友林　孙克林　吕　宁

李　槐　李长岭　齐　军　徐震纲　孙　莉　吴　宁

吴健雄　李晔雄　王贵齐

丛 书 主 编：

董碧莎

丛书副主编：

马建辉　王子平　王　艾　徐　波　于　雷

分 册 主 编（按姓氏笔画排序）：

万经海　于胜吉　马建辉　王子平　王成锋

王晓雷　石远凯　吴令英　吴跃煌　寿建忠

张海增　李正江　李　斌　易俊林　徐兵河

袁兴华　高树庚　蔡建强

策 划 编 辑：

张　平

国家癌症中心肿瘤专家答疑丛书

应对膀胱癌专家谈

主　编：寿建忠

副主编：高燕宁　郑　闪

编　者（按姓氏笔画排序）：

马建辉	王　力	王　铸	王　燕	王子平
王珊珊	王海燕	王懋杰	车轶群	丛明华
叶霈智	田爱平	乔友林	刘　炬	刘　敏
刘　鹏	刘跃平	吕　宁	孙　莉	朱　宇
毕新刚	许潇天	闫　东	齐　军	何　昕
吴　宁	吴宏亮	吴秀红	吴宗勇	吴晓明
寿建忠	张　瑾	张海增	张燕文	李　宁
李　槐	李俊岭	李树婷	李彩云	李喜莹
李雅志	杜春霞	杨宏丽	周冬燕	易俊林
郑　闪	郑　玮	郑　容	姚利琴	姚雪松
宣立学	赵方辉	赵东兵	赵京文	赵国华
赵维齐	徐　波	徐志坚	耿敬芝	袁正光
高　佳	高燕宁	黄初林	黄晓东	彭　涛
董莹莹	董雅倩	蒋顺玲	韩彬彬	魏葆珺

近些年来，随着我国的城镇化和人口老龄化不断加快，"癌症"这个词汇越来越频繁地出现在各种媒体，成为大众关注的话题。据统计，从世界范围来看，癌症发病率约以年均3%左右的速度递增，现已成为人类第一位死因。《2012中国肿瘤登记年报》统计，我国每年新发癌症病例350万，约250万人被癌症夺去生命。今后10年，中国的癌症发病率与死亡率仍将继续攀升。癌症耗费了大量的卫生资源，给整个社会造成了巨大的压力，也给癌症患者和家庭带来了身体上和精神上的痛苦以及沉重的经济负担。由于大多数晚期癌症疗效欠佳，所费不菲，这使得大众误以为所有的癌症都难以治愈且代价高昂，由此对癌症产生了恐惧心理。然而事实上并非如此，国际抗癌联盟（UICC）2010年发表的研究结果，1/3的癌症是可以预防的，1/3的癌症是可以治愈的。如果能做到积极预防、及早发现、规范治疗，大多数癌症是有希望治好的。

在这场人类与癌症之间展开的没有硝烟的战斗中，仅仅凭借医务人员的努力是远远不够的。作为抗击癌症的主力军，医务人员不仅需要在治疗病患方面尽心竭力，还要将正确的抗癌知识通过各种形式的科普宣传与社会各界所有关心抗癌事业的人士分享，让更多的人正确的认识癌症。要将全社会各个层面的医疗活动的参与者都吸引到这个抗击癌症的队伍中来，政府、社会、防治机构、医务人员、研究人员、患者和家属，以及各界的热心人士携手并肩，汇聚力量，共同抗击癌症。

中国医学科学院肿瘤医院作为国家癌症中心的依托机构，拥有专业的医疗团队和先进的医疗水平，在肿瘤预防、肿瘤研究、早诊早治、多学科综合治疗等领域都做了大量的工作，取得了很多成绩。中国医学科学院肿瘤医院很早就认识到肿瘤防治需要社会的广泛参与，认识到防癌科普宣传的重要意义，长期以来不遗余力的通过报纸、电视、出版物、公益活动等多种形式普及癌症的防治知识。《国家癌症中心肿瘤专家答疑丛书》就是中国医学科学院肿瘤医院的名医专家们为大众奉献的一部内容新颖、形式生动的防癌科普丛书。

这部科普丛书涵盖了常见的 18 个癌种，通俗易懂、图文并茂，从癌症预防、研究到临床等多个不同角度深入浅出地解析肿瘤防治知识。充分体现了作者们传播健康生活方式、倡导正确防癌治癌的理念。希望广大读者能从中受益，拥有更加健康、更高质量的生活，享受更加美好的明天。

中国科学院院士

中国医学科学院肿瘤医院院长

2013 年 12 月

前　言

　　从全球发达国家癌症的发病规律中，我们看到癌症的发病率在一定阶段随经济的快速发展而呈增长趋势。在社会、人们给予普遍重视并采取相应措施之后，发病状况将逐渐趋缓。人类在攻克癌症的科学探索中取得的每一点进步，都将对降低癌症的发病率、提高癌症的治愈率起到不可低估的作用。我国目前正处在癌症的高发阶段，我们常常听到、看到以及周围的同事、亲友都有癌症发生，癌症离我们越来越近，癌症就在我们身边。癌症究竟是怎么回事，怎样才能减少患癌症的风险，得了癌症怎么办……，这些都是癌症患者、家属乃至大众问得最多的问题。为了帮助大家解除疑惑，了解更多相关知识，在癌症的治疗、康复和预防上给予专业性的指导，我们编写了这套丛书，希望能够协助患者、家属正确面对癌症，以科学的态度勇敢地与医务工作者共同战胜疾病。

　　《国家癌症中心肿瘤专家答疑丛书》（以下简称《丛书》）包括肺癌、胃癌、结直肠癌、肝癌、食管癌、膀胱癌、胰腺癌、淋巴瘤、肾癌、乳腺癌、宫颈癌、卵巢癌、鼻咽癌、下咽癌、喉癌、甲状腺癌、脑瘤、骨与软组织肿瘤等18种常见癌症，分为18个分册，方便读者选用。《丛书》以癌症的诊断、治疗、预防和康复为主线，介绍了癌症的临床表现、诊断、治疗方法、复查、预防与查体、心理调节以及认识癌症、病因的探究、如何就诊等相关内容。书后附有治疗癌症的案例供读者参考。书中内容均为当前在癌症预防、诊断、治疗、科研中的最新成果。例如，对一些癌症目前正在探索中的方法进行了客观的介绍；对于癌症的发生原因，也尽量将复杂的专业问题以简洁的语言呈现给读者。书中的观点、方法均以科学研究与

1

临床实践为依据，严谨准确，坚决杜绝用伪科学引导、误导读者，帮助患者适时的选择治疗方法正确就医、康复。《丛书》中应读者需要还纳入了有关营养饮食、心理调节内容，在癌症的治疗康复中扩大了医疗之外的视野，提示患者和家属应更加关注合理的饮食和心理调节的重要性。为了更加贴近患者和家属，《丛书》采取了问答形式，读者找到问题便可以得到答案，方便读者使用。书后的"名家谈肿瘤"，是本书的另一特色，这些权威实用的科普内容，是专家们多年科学研究的成果和临床诊疗经验的总结，是奉献给读者的科普精粹。

《丛书》各册的主编都是长期工作在临床一线的医生，参加《丛书》撰写的作者都是活跃在本专业领域的中青年专家、业务骨干。部分资深专家也加入到编者行列，为了帮助癌症患者，普及科学知识，大家聚集在一起，在繁忙的临床科研教学工作中挤出时间撰写书稿。有的分册在编写前还向患者征集问题或将初稿送患者阅读修改。每本分册都是专家与读者的真诚对话，真心交流，字里行间流露出专家对读者的一片热忱、一份爱心。《丛书》的编写覆盖了肿瘤内科、外科、麻醉、诊断、放疗、病理、检验、药理、营养、护理、肿瘤病因、免疫、流行病学等肿瘤临床、肿瘤基础领域的专业知识，参编专家 100 余人。有些专家特为本书撰写的稿件已经可以自成一册，因为篇幅所限，只摘取了其中少部分内容。大家都有一个共同的心愿：为读者提供最好的读物。我们邀请肿瘤知名专家陆士新、孙燕、程书钧、黄国俊、屠规益、殷蔚伯、储大同、唐平章、赵平为《丛书》撰稿，他们都欣然同意，在百忙中很快将稿件完成。《丛书》是参与编辑人员集体的奉献。在书稿的编写出版过程中还有很多令人感动的故事，点点滴滴都体现了专家们从事医学科学的职业追求和职业品格，令人敬佩，值得学习。在此，对参加《丛书》撰写的专家、学者及所有人员表示衷心的感谢！还要特别感谢原中国科普研究所所长袁正光教授，从另一角度补上了癌症患者应如何对待死亡一页，为我们能够正视死亡、坦然面对死亡揭开了一层面纱。策划编辑张平同志，在18本《丛书》的组稿、修改、协调、联络全过程中发挥了中心作用，做出了重要贡献，在此对她表示感谢！

《丛书》作为科普读物还存在着许多不足，由于专家们希望为读者提供更多的专业知识，书中的内容、用语仍然偏专业些，为此在每册书的最后都列出了一些专业名词解释，有助于读者进一步学习相关专业知识，提高科学认知。

最后，希望《丛书》能够给予读者更多的帮助。患者在这里可以找到攻克癌症的同盟军，我们将共同努力，为战胜疾病、恢复健康而奋斗。作为科普读物，本书还有诸多不足，请广大读者给予指正。

丛书主编

国家癌症中心副主任

中国医学科学院肿瘤医院党委书记

2013年10月1日于北京

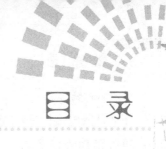

目 录

三、治疗篇

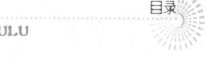
四、 复查及预后篇

五、 心理调节篇

六、 预防与体检篇

七、 认识膀胱癌篇

十、　典型病例

十一、　名家谈肿瘤

十二、　名词解释

一、临床表现篇

1. 什么是临床表现？

临床表现是指患者得了某种疾病后身体发生的一系列异常变化。临床表现包括症状和体征。所谓症状就是指患者主观感觉的身体不适或异常表现，如头痛、乏力、吞咽困难、血尿等；而体征则是指由医生通过**望诊**、**触诊**、**听诊**查到的客观异常表现，如**听诊**时听到的心脏杂音、**触诊**时触及肝或脾大等。每位患者的临床表现会因疾病的不同表现的症状和体征也不尽相同，如普通感冒，患者主要症状为鼻塞、流涕、喉痛，偶有发热，而无明显体征；大叶性肺炎的主要症状为咳嗽、咳痰、发热伴有胸痛，同时也会有明显的体征，如医生在患侧胸部用**听诊器**可听到湿啰音。

2. 什么是血尿？

血尿是指尿中红细胞排泄异常增多。确定血尿的医学标准是尿液离心沉淀后在显微镜下每高倍镜视野看到 3 个或 3 个以上红细胞，或非离心尿液超过 1 个，或 1 小时尿沉渣红细胞计数超过 10 万，或 12 小时尿沉渣红细胞计数超过 50 万，均提示尿液中红细胞排泄异常增多，即称血尿。发生肉眼血尿后，患者往往比较紧张，其实不必惊慌失措，因为一般此时失血量往往不大，通常 1000 毫升尿液中含有 1 毫升血液时肉眼可见红色。短期内血尿也一般不会导致贫血，但长期血尿会出现贫血等一系列问题。

3. 血尿分为哪几种类型?

正常尿液颜色常呈淡黄色。一般情况下,根据尿的染色程度将血尿分为镜下血尿和肉眼血尿两种类型。血尿轻者仅仅是显微镜下可发现尿液中红细胞增多,而尿的颜色肉眼上看无明显异常,称为镜下血尿;血尿重者尿液外观呈淡红色、红色、酱油色甚至有血凝块,称为肉眼血尿。根据血尿出现在排尿过程中的时间段,又可将血尿分为初始血尿、终末血尿和全程血尿。实际应用中,可以依据血尿出现的时段大致判断病变在泌尿系统的部位。初始血尿是指血尿仅见于排尿的开始阶段,提示病变多在后尿道;终末血尿是指一开始尿液颜色正常,但将尽排尿结束时出现了血尿,此时提示病变多在膀胱三角区、膀胱颈部;全程血尿是指血尿出现在排尿的全过程中,此时出血部位多在膀胱、输尿管或肾脏。

4. 血尿有哪些原因?

血尿是泌尿系统疾病或全身疾病的信号。血尿的病因极其复杂,泌尿系统(包括肾脏、输尿管、膀胱、尿道)的先天畸形、炎症、结石、外伤、肿瘤都可以引起血尿。此外,一些全身性疾病,如出血性疾病(血小板减少性紫癜、血友病、白血病、再生障碍性贫血等)、结缔组织病(系统性红斑狼疮、皮肌炎、结节性多动脉炎、硬皮病等)、全身感染性疾患(流行性出血热、丝虫病、猩红热等)、心血管疾病(充血性心力衰竭、肾栓塞、肾静脉血栓形成)、内分泌代谢疾病(痛风肾、糖尿病肾病、甲状旁腺功能亢进症等)也都可以引起血尿。通常情况下,引起血尿的泌尿系统原因中,80%以上是泌尿系统良性疾病,约20%

是泌尿系统恶性肿瘤。因此，当出现血尿后，应及时到医院就诊并请专业医生分析血尿的原因。由于血尿原因复杂，因此有时患者需要做较多的检查才能明确原因。

5. 膀胱癌患者最常见的症状是什么?

膀胱癌患者最常见的临床症状是血尿，大约90%以上的膀胱癌患者是以血尿为原因来医院就诊的。所以，血尿是膀胱癌患者最常见的临床症状。

6. 早期膀胱癌患者通常有哪些临床表现?

血尿往往是膀胱癌第一个出现的症状。通常表现为无痛性、间歇性、全程肉眼血尿，有时也可为镜下血尿。出现血尿时常常不伴排尿疼痛，医学上称为无痛性血尿。血尿可能仅出现1次或持续1天至数天，而后血尿可自行消失。有时患者服药后与血尿自动停止的巧合往往给患者"病愈"的错觉。有些患者可能在间隔一段时间后再次出现血尿，这种间断出现血尿的现象医学上称为间歇性血尿。血尿的染色由浅红色至深褐色不等，常为暗红色，也有患者将其描述为洗肉水样、茶水样。由于镜下血尿仅能在显微镜下观察发现，在进行健康体格检查时也应做一下尿液实验室常规检查。有少数膀胱癌患者就是在健康体检尿液检查时发现镜下血尿，引起重视后到医院进一步检查才确诊为膀胱癌。其他还包括膀胱癌手术后定期复查膀胱镜时发现肿瘤复发，也有些患者是在健康体检时做B超检查发现膀胱内有肿瘤的，所以，极少数早期膀胱癌患者也可以无症状。需要指出的是虽然引起血尿的原因极为复杂，但绝大多数是非肿瘤性疾病引起的，如泌尿系结石、炎症、畸形等，患者不必太过于恐惧。只有一少部分血尿是由于泌尿系统肿瘤引起。在泌尿系统肿瘤性疾病中，引起血尿最常见的是膀胱癌。

7. 血尿程度与膀胱癌病情严重程度有关吗？

血尿的严重程度与膀胱肿瘤的大小、数目及恶性度有一定的关系，但不一定呈正比关系，即使患者尿血或尿中带血块持续数日也不代表病情严重。小的膀胱肿瘤可反复出血而引起患者脸色苍白、贫血，但有些患者膀胱内肿瘤数量多而且面积广泛时，血尿症状也可以不严重。

8. 尿频和尿痛是膀胱癌的症状吗？

一般情况下，尿频、尿痛、尿急等尿路刺激征是尿路感染的临床表现。膀胱癌患者一般不会出现尿频、尿痛的症状。但有10%的膀胱癌患者可首先出现膀胱刺激症状，表现为尿频、尿急、尿痛和排尿困难，此时可无明显的肉眼血尿。这种情况多是由于肿瘤坏死、溃疡、体积较大、数目较多或膀胱肿瘤弥漫浸润膀胱壁使膀胱容量减少或同时并发泌尿系统感染。另外，膀胱三角区及膀胱颈部的肿瘤可梗阻膀胱出口而出现排尿困难的症状。

9. 膀胱癌有哪些体征？

通常膀胱癌早期无明显体征，有些患者可以首先表现下腹部肿块的体征。多数为膀胱顶部的肿瘤或者是肿瘤恶性程度大并且侵犯了周围脏器。此时肿块坚硬，排尿后不消退。另一种情况是膀胱肿瘤堵塞了膀胱出口而致尿潴留引起膀胱扩张，此时也可摸到下腹部表面光滑的球形包块，排尿或导尿后可缩小或消失。除了下腹部包块，有时医生通过直肠指检可触及盆腔内、直肠外不规则的硬块。另外，肿瘤侵及双侧输尿管口可致肾积水甚至肾功能不全引起下肢或全身水肿。

10. 什么是恶病质？

恶病质是指人体显著消瘦、贫血、精神衰颓等全身功能衰竭的恶劣状况。多种疾病都可导致患者出现恶病质，包括恶性肿瘤、艾滋病、严重创伤、严重败血症等，其中恶性肿瘤导致的恶病质最为常见，称为肿瘤恶病质。

肿瘤恶病质是机体代谢发生了紊乱，这种紊乱是多种因素引起的，与饥饿引起的脂肪丢失不同，恶病质患者不仅丢失脂肪，还丢失肌肉组织，且摄食并不能逆转恶病质患者的肌肉消耗。体重下降是恶病质患者最常见症状（体重下降超过5%表明正在发展为恶病质，体重下降超过15%则确认已经进入恶病质状态），除此之外，还包括食欲减退、疲劳、感觉及知觉异常、贫血和水肿等。

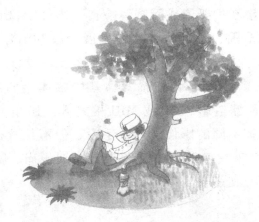

二、诊断篇

11. 哪些情况下应当考虑可能患了膀胱癌，需要做哪些检查？

若 40 岁以上出现无痛性肉眼血尿应考虑泌尿系肿瘤的可能性，特别是膀胱癌。应首先询问患者既往病史、家族史，结合症状和查体做出初步判断并进一步进行相关检查，同时注意排除可能造成血尿的其他情况（如尿路感染、结石等）。医生首先会选择简单、经济、无创性检查，包括尿常规、尿脱落细胞找有无癌细胞、尿肿瘤标志物、腹部和（或）盆腔 B 超等检查。根据上述检查结果决定是否进一步行膀胱镜、静脉尿路造影、盆腔 CT 和（或）盆腔磁共振成像（MRI）等检查以明确诊断。

12. 诊断膀胱癌有哪些影像学检查方法？

膀胱癌的诊断主要依靠膀胱镜检查。影像学检查主要用于判断膀胱癌侵犯范围、了解膀胱癌的发展阶段和治疗后随诊观察，包括 X 线胸片、上尿路造影（包括静脉尿路造影或逆行尿路造影）、超声、CT、MRI、骨扫描等。其中临床上常用的有超声、X 线胸片、上尿路造影、CT 或 MRI 检查等。医生会根据患者膀胱癌的特点选择不同的影像学检查手段，但不是所有膀胱癌患者必须做腹盆腔 CT 或 MRI 检查。若患者出现腰痛、腿痛等或血碱性磷酸酶水平升高还需要做骨扫描检查。

13. 在影像学图像上膀胱癌主要有哪些表现？

膀胱癌的影像学检查包括超声、CT 和 MRI。其特征为膀胱腔内可见乳头状、结节状病变，或膀胱壁不均匀的局限性增厚。随着病变进展，膀胱壁不规则增厚的范围可能会增大、弥漫，甚至可侵犯输尿管开口引起输尿管扩张。肿瘤侵透膀胱壁外时，膀胱周围脂肪内可见条索状结节，膀胱外可见软组织肿物影。

14. 膀胱癌患者为什么要做上尿路检查？

上尿路指膀胱以上的排尿通路，包括肾盂及输尿管。尿路上皮癌有一个特征是排尿通路上多个部位可能存在肿瘤病灶，可以是同时或先后出现。大约 10% 膀胱癌患者会在患膀胱癌的同时或先后合并肾盂癌和（或）输尿管癌，因此需要做上尿路检查进行明确。上尿路检查包括肾脏超声、静脉尿路造影和（或）逆行尿路造影、CT 尿路造影、MRI 尿路造影等，医生会根据情况合理地选择检查方法。其中静脉尿路造影是最常用的检查方法，可用于了解肾盂、输尿管有无肿瘤，并粗略判断膀胱肿瘤的位置、大小及双侧肾脏功能。

15. 如何对膀胱癌患者进行超声检查？

对膀胱癌患者进行超声检查主要有经腹壁、经直肠及经尿道三种途径。

（1）膀胱充盈后经腹壁超声检查：是最常用、最简便的方法。通过普通腹部超声探头可观察肿瘤的部位、数目、大小、形态、基底部的宽窄、膀胱壁浸润程度、边界及内部回声、有无转移、前列腺是否受累等信息。彩色多普勒超声可测量肿瘤血管收缩期峰值血流速度、阻力指数等，协助诊断。

（2）经直肠超声检查：需配备专用直肠探头。患者检查前需常规清洁肠道并适度憋尿充盈膀胱。经直肠超声检查，对膀胱癌侵犯深度即分期更加准确，尤其适用于肿瘤位于膀胱三角区和膀胱颈部者。

（3）经尿道超声检查：临床应用很少，其特点是经尿道超声图像清晰、分期准确性较高，但缺点是需要麻醉、需配备专用的经尿道超声探头并且要配合膀胱镜检。此项检查患者有一定的痛苦和操作风险。

16. 膀胱癌患者为什么要做 CT 检查？

CT 检查具有较高的密度分辨率和空间分辨率，对诊断膀胱肿瘤有一定价值，可发现较大肿瘤，但对小肿瘤及原位癌不易诊断。盆腔 CT 对膀胱肿瘤的侵犯范围、与周围组织的关系、判断是否存在淋巴结及远处转移等均有较好的显示。检查前患者需清洁肠道并憋尿使膀胱充盈。采用多层螺旋 CT 容积扫描及三维重建技术可多方位观察膀胱轮廓及肿块情况。需要说明的是 CT 平扫时局部增厚的膀胱壁与尿液分界不清，此时需进一步做增强扫描，造影剂过敏者禁用。

17. MRI 在膀胱癌诊断中有何价值？

传统 MRI 检查对膀胱癌的诊断较 CT 检查并无明显优越之处。主要优点是有助于更准确了解膀胱癌扩散至膀胱邻近脂肪、淋巴结转移以及骨转移情况，同时有利于评价邻近器官受侵犯情况。MRI 检查在显示膀胱癌有无肌层侵犯方面的准确性高于 CT 检查，但对膀胱内小肿瘤及原位癌仍不易发觉。

运用 MRI 尿路水成像技术能显示整个尿路情况，包括肾盂、输尿管及膀胱等，能帮助诊断上尿路肿瘤。当肾盂积水、静脉肾盂造影肾脏不显影或因碘过敏无法行静脉肾盂造影及增强 CT 检查时，MRI 检查则更具有优势。

MRI 检查前应使膀胱处于充盈或半充盈状态，女性患者应放置阴道栓。MRI 增强检查使用的对比剂过敏及体内有起搏器等金属物体者禁止行 MRI 检查。由于 MRI 检查时间较长，对于无法配合的患者亦不建议该项检查。

18. 影像学检查如何判断膀胱癌患者是否有淋巴结转移？

影像学检查后医生会根据淋巴结的大小、位置及影像表现（包括 B 超、CT 和 MRI 的特点及增强扫描后淋巴结的强化程度、方式等）来判断是否有淋巴结转移。一般情况下，影像学检查发现的盆腔内小淋巴结多数是正常的淋巴结。如膀胱癌所在部位同侧的盆腔内（即闭孔内肌和髂外血管中部附近的区域）淋巴结肿大，并且淋巴结短径大于 1.0cm，则需警惕淋巴结转移的可能。CT 和 MRI 检查对局部淋巴结转移的诊断价值大致相仿。

19. 诊断膀胱癌的各种影像学检查方法有何优缺点？

经腹壁超声检查是膀胱癌**筛查**的首选方法。但存在腹部脂肪过多、腹壁有瘢痕和肠道气体干扰时，小病灶及膀胱前壁肿瘤容易漏诊。经直肠超声适用于膀胱三角区、颈部肿瘤的诊断，且不受以上因素干扰，但膀胱上部肿瘤因受肠道的影响而显示不佳。女性患者因子宫和阴道影响，检查效果更不理想。

CT 和 MRI 检查常用于膀胱癌术前分期诊断（判断膀胱癌的发展阶段）。但若肿瘤较小并未引起膀胱壁增厚时，CT 或 MRI 检查容易漏诊。患者合并膀胱炎时，增厚的膀胱壁与肿瘤在 CT 或 MRI 图像上亦不易区分。

20. 膀胱癌患者进行影像学检查需注意哪些问题？

膀胱癌影像学检查需要注意的是患者必须憋尿充盈膀胱。经阴道和直肠超声检查时应适度充盈膀胱，但膀胱过度充盈时亦不利于检查。经腹壁超声、CT 和 MRI 检查则均需尽量充盈膀胱。静脉尿路造影前需清洁肠道并禁食 4 小时以上，减少肠内容物重叠所致的伪影。静脉尿路造影前应尽量避免食用含糖过多的食物，防止肠道产生过多的气体。静脉尿路造影行膀胱检查前应多饮水，使造影剂尽快排泄至膀胱，并憋尿充盈膀胱以便更好地显示膀胱内病变情况。

21. 膀胱癌患者术前为何需要进行全身其他部位检查？

膀胱癌与其他恶性肿瘤一样可发生远处转移，常见的转移部位为肺、肝、骨等器官，因此在膀胱癌手术前常规需要行 X 线胸片和腹部超声检查，以明确肺、肝脏等器官有无肿瘤转移。当临床上发现 X 线胸片检查和（或）腹部超声有异常情况时可能需要加做 CT 或 MRI 检查。有骨痛或肢体麻木等症状或血液检查中碱性磷酸酶指标升高时还需做骨扫描检查以除外骨转移的可能。

22. 影像学检查未发现肿瘤可以排除膀胱癌吗？

影像学检查未发现膀胱肿瘤不能除外膀胱癌。部分体积较小及分期较早的膀胱癌，各种影像学检查均难以发现病变，膀胱肿瘤的诊断主要依靠膀胱镜检查。

23. 诊断膀胱癌最重要的检查是什么？

膀胱镜检查是诊断膀胱癌最重要的检查项目。即使其他检查没有发现或诊断膀胱肿瘤，只要膀胱镜检查发现肿瘤，诊断仍能成立。所以，怀疑膀胱癌患者，除身体特殊原因外（如尿道狭窄等），均应行膀胱镜检查。

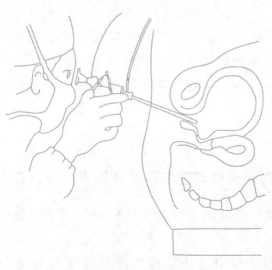

膀胱镜检查示意图

24. 什么是膀胱镜检查？

膀胱镜检查是将膀胱镜通过尿道外口顺延尿道插入膀胱，直接观察膀胱和尿道内病变的检查方法。医生通过显示器可直接观察膀胱内黏膜上皮的病变，还可取病变组织活检以进一步明确诊断。该技术的发明和应用已有一百多年的历史，已成为泌尿外科对某些疾病检查的常规手段。大多数患者仅需要使用一点麻醉药做尿道局部麻醉，就可完成此项检查，有些女性患者甚至不用麻醉药也可以接受膀胱镜检查。

25. 膀胱镜检查前患者有哪些注意事项？

为了更清晰地观察膀胱及避免膀胱镜检查后发生尿路感染，患者需要注意以下事项：①膀胱镜检查前3天多饮水，禁止性生活；②检查日前晚应洗澡，保持清洁；③检查日早晨开始口服抗生素，预防尿路感染；④进入膀胱镜检查室前应将尿液排空，有利于医生观察患者有无残余尿以判断是否合并下尿路梗阻；⑤更应强调，患者检查前如有发热等不适必须告诉医生，避免检查带来风险。

26. 哪些膀胱癌患者不适合做膀胱镜检查？

一般患者均能顺利进行膀胱镜检查，但下列患者不适合膀胱镜检查：

（1）膀胱、尿道处于急性炎症期或全身处于炎症期：检查会导致炎症病情加重。

（2）膀胱容量过小：膀胱容量低于 60ml 者禁止行膀胱镜检查，否则可导致膀胱破裂。

（3）包茎或尿道外口狭窄：此时无法插入膀胱镜。

（4）骨关节或肌肉病变无法采取截石位者。

（5）妇女月经期或妊娠期。

（6）合并严重的心、肝、肺、肾等疾病者。

27. 膀胱镜检查后患者可能会有哪些不适？

膀胱镜检查后，部分患者会有轻度不适。表现有轻微血尿，主要由于尿道黏膜损伤所致，一般会自行停止，不必紧张；部分患者排尿时有灼痛，多饮水后症状可缓解，一般不需要服用镇痛药；极少数患者有可能出现尿频、尿痛及发热，可能是继发了尿路感染。有的患者膀胱镜检查后可能会出现排尿困难、腹痛等严重情况，应及时处理。

28. 膀胱镜检查会不会影响性功能？

有些男性患者担心膀胱镜检查会伤害阴茎，影响性功能，这种说法毫无科学依据。阴茎内有三个海绵体：其中两个是阴茎海绵体，性兴奋时，血液会冲入阴茎海绵体内，使之勃起；另一个是尿道海绵体，尿液通过尿道海绵体内的尿道排出体外。膀胱镜检查时所用的器械只通过尿道进入膀胱，并且尿道与阴茎海绵体互不相通，因此不会损伤到阴茎海绵体，故不会影响患者的性勃起功能。

29. 能做无痛膀胱镜检查吗?

膀胱镜检查是膀胱癌诊断和治疗中必不可少的环节。因为膀胱镜检查是创伤性检查,会给患者带来不同程度的不适感。多数患者只要放松心情,配合医生,基本上都可以顺利完成检查。但有少数患者由于对膀胱镜检查缺乏相关认识和了解,敏感部位的暴露使患者感到羞涩和紧张,害怕检查带来的不适等原因,表现为极度紧张、恐惧,无法有效地配合医生,他们迫切希望能够做无痛膀胱镜检查。无痛膀胱镜是在麻醉医生监护下,静脉给予一定剂量的镇静、麻醉药,在患者处于睡眠状态下进行膀胱镜检查,患者醒来时不会感到痛苦。但无痛膀胱镜检查有一定的局限性,与普通膀胱镜相比,检查花费高、恢复时间长,同时无痛膀胱镜检查还具有一定的风险性,患者检查后需要观察监护一段时间,无明显不适经医生同意方可自行离院。随着医疗条件的改进和技术的完善,相信无痛膀胱镜会得到开展。

30. 为什么膀胱癌患者均需要做膀胱镜检查?

一旦医生怀疑患者有膀胱肿瘤,膀胱镜检查是必须要做的,这是判断膀胱内有无肿瘤最清晰、最直观的方法,其他任何检查都无法替代,是目前诊断膀胱癌最可靠的方法。医生要根据膀胱镜检查的结果来诊断膀胱内是否有肿瘤,肿瘤的数目、大小、形态和部位,并且可以对肿瘤和可疑病变部位进行**活检**以明确病理诊断,判断患者需不需要手术治疗,需要做什么样的手术以及是否可以保留膀胱。这些对患者都是非常重要的,关系到治疗效果和手术后的生活质量。

31. 膀胱镜下膀胱肿瘤有哪些特点？

膀胱肿瘤可发生于膀胱腔内的各个膀胱壁，位于侧壁和后壁最多，其次为三角区和顶部，前壁少见，可以是单个或多个肿瘤。膀胱肿瘤的形态可以呈地毯状、珊瑚状、乳头状、菜花状或团块状。肿瘤生长方式可表现为带蒂或呈浸润性生长。通过膀胱镜检查关于肿瘤形态和生长方式的描述，医生可初步判断膀胱癌的恶性程度，如珊瑚状、乳头状、带蒂的肿瘤往往恶性程度较低，而菜花状、团块状、表现为浸润性生长的膀胱癌往往恶性程度高。膀胱原位癌在膀胱镜下可表现为红斑，呈颗粒状或天鹅绒样，肉眼诊断较难，易被误诊为炎症。对膀胱病变活体组织病理检查（**活检**）可以明确膀胱肿瘤的良恶性以及癌细胞的分化程度。

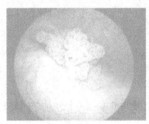 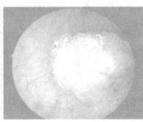 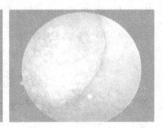

乳头状肿瘤　　　　　　菜花样肿瘤　　　　　　团块状肿瘤

膀胱镜下膀胱肿瘤的不同形态

32. 什么情况下医生会让患者进行尿常规检查？

尿常规检查是临床上最常用的重要检查项目之一，以下情况下会让患者进行尿常规检查。

（1）怀疑有泌尿系统感染的患者：如有尿急、尿痛、尿频等尿路刺激征或者腰部肾区叩痛、血尿等症状的患者，尿常规检查可明确尿中是否有白细胞、红细胞或尿蛋白等。

（2）有黄疸症状的患者：用以确认是否有尿胆色素的增高及是否有肝脏、胆道系统的疾病等。

（3）有代谢系统疾病的患者：尿常规检查可明确有无尿糖、尿酮体升高，以便筛查患者有无糖尿病等情况。

（4）怀疑泌尿系统结石或肿瘤的患者：尿常规检查可明确有无潜血、红细胞等，帮助临床早期诊断及鉴别诊断。

33. 尿常规分析为什么一般要求留取晨尿进行检测？

医生在开尿常规检查时一般都会交待患者最好留取晨尿送检，那么什么是晨尿呢？晨尿就是清晨起床后第一次排尿时的尿液。此时的尿液较为浓缩，尿液中的血细胞、上皮细胞、病理细胞、管型等有形成分的浓度较高，形态也较为完整，以上均有利于尿液形态学检查和化学成分的分析。

34. 什么是中段尿？留取合格的尿常规分析标本有哪些注意事项？

尿常规分析时一般要求患者取中段尿标本进行送检，那么什么是中段尿呢？中段尿，顾名思义就是排尿过程中间排出的尿，即不留先排出的尿，也不留最后排出的尿，只留取中间段的尿液。这种标本有什么好处呢？因为男性精液和女性外阴部的一些分泌物会混入尿标本中对检查结果造成影响，从而出现一些检查项目指标的假性升高。

尿常规分析标本虽然易得，但是留取合格的标本对得到正确的实验室检查结果也是至关重要的。尿标本一般由患者自己留取送检，患者应该自觉遵从医嘱留取标本。那么留取合格的尿常规分析标本还有哪些注意事项呢？

（1）留取尿常规分析标本前到医院指定地点领取清洁的一次性标本容器。

（2）女性患者应避开月经期，在外阴清洁的情况下留取中段晨尿送检。

（3）男性患者应避免精液、前列腺液等对标本的污染。

（4）留取标本后要立即送检。送检不及时就会导致尿液中细菌增殖、酸碱度改变及细胞等有形成分破裂，造成检测结果的不准确。

35. 尿细胞学检查对膀胱癌诊断有帮助吗？

尿细胞学检查是诊断膀胱癌的传统方法，具有简便、无创、准确性高的优点。尿细胞学发现癌细胞意味着泌尿系统通道的任何部分（包括肾盏、肾盂、输尿管、膀胱和尿道）有存在尿路上皮癌的可能，但并不一定指病变局限在膀胱。尿标本一般通过自然排尿采集，也可以通过从尿道插入导尿管进行膀胱冲洗，这样能得到更多脱落的肿瘤细胞，有利于提高检出率。尿细胞学诊断膀胱癌的检出率为 13%~75%，其检出率与肿瘤细胞的恶性程度密切相关。恶性程度低的膀胱癌检出率较低，这是由于此类肿瘤细胞分化较好，其特征与正常细胞相似，不易鉴别；另一方面可能是由于此类肿瘤细胞之间粘结相对紧密，没有足够的细胞脱落到尿中。相反，对于恶性程度高的膀胱癌，其检出率及准确性均较高。需要注意的是，若检查前接受过盆腔放疗、膀胱内灌注治疗以及存在膀胱内感染、结石等情况均可影响尿细胞学的形态而误诊为癌细胞，所以临床上需结合其他检查以鉴别及明确诊断。

36. 尿中有肿瘤标志物能早期发现膀胱癌吗？

通过尿实验室检查早期发现和诊断膀胱癌一直是肿瘤研究者们和泌尿外科医生们追求的目标。通过多年的研究和探索，膀胱癌标志物的研究取得了一定的成果，美国食品药品管理局已批准多个利用尿进行检查的试剂盒产品用于膀胱癌的临床诊断和术后监测，如膀胱肿瘤抗原（BTA）、尿核基质蛋白22（NMP22）、纤维素和纤维蛋白降解产物（FDP）、免疫–细胞检查法（Immu-noCyt）和荧光原位杂交检测（UroVysion）试剂盒等。还有其他许多正在研究的肿瘤标志物，如端粒酶、存活素、微卫星分析、细胞角蛋白水解产物 Cyfra21-1 等，这些标志物在早期的临床研究中均显示了较高的膀胱癌检出率。虽然大部分尿膀胱癌标志物检测显示了较高的检出率，但是其准确性却普遍低于尿细胞学检查。到目前为止，仍然没有一种理想的肿瘤标志物检查能够取代膀胱镜和尿细胞学检查对膀胱癌的诊断、治疗、术后随诊和**预后**等方面做出足够的判断。相信随着对膀胱癌发生发展的基因研究的深入，尿中膀胱癌标志物研究和临床应用的前景是光明的。

37. 什么是肿瘤标志物？

肿瘤标志物是指在恶性肿瘤发生和增殖过程中，由于肿瘤细胞的基因异常表达（过高或低表达）而合成、分泌、脱落到体液或组织中的物质，或是由于机体对肿瘤细胞的反应而异常产生并进入到体液或组织中的物质。这些物质有的不存在于正常成人体内而只存在于胚胎阶段；有的在正常人体内含量很低，但当身体内发生肿瘤时其含量逐渐增加而超过正常人的水平。总之能够反映肿瘤存在和生长的这一类物质均称为肿瘤标志物。

38. 目前去医院抽血检查能查几种肿瘤标志物？

到目前为止人类发现的与肿瘤相关的标志物有大约上百种，但是能够常规应用到临床实验室检测的项目只有几十种，以下是临床常规检测的部分肿瘤标志物。

临床常用的肿瘤标志物检测项目及其临床意义表

序号	标志物名称	缩略语	参考范围	临床意义
1	甲胎蛋白	AFP	0~7ng/ml	是诊断原发性肝细胞癌和生殖细胞肿瘤的标志物。常见AFP水平增高的疾病有肝癌、睾丸癌、卵巢癌等，转移性肿瘤也会增高，良性疾病如肝硬化、急慢性肝炎、先天胆道闭锁等也可增高
2	糖类抗原125	CA125	0~35U/ml	用于卵巢肿瘤的辅助诊断及肿瘤复发的监测。其他恶性肿瘤如乳腺癌、胰腺癌、肝癌、胃癌、肺癌等也可见增高，子宫内膜异位、盆腔炎等也可见增高
3	糖类抗原15-3	CA15-3	0~25U/ml	是乳腺癌辅助诊断及复发监测的指标。肺癌、卵巢癌也可见不同程度的增高

续 表

序号	标志物名称	缩略语	参考范围	临床意义
4	糖类抗原 19-9	CA19-9	0~37U/ml	是结肠癌、胰腺癌的辅助诊断指标。肝胆系统癌、胃癌、食管癌、乳腺癌、淋巴瘤、卵巢癌等也会出现不同程度增高，胰腺炎时也会增高
5	糖类抗原 72-4	CA72-4	0~9.8U/ml	是消化、生殖、呼吸系统等腺癌的主要辅助诊断指标。常用于检测胃、肠道及卵巢上皮的恶性肿瘤
6	糖类抗原 242	CA242	0~20U/ml	是结肠癌、胰腺癌的辅助诊断指标
7	癌胚抗原	CEA	0~5ng/ml	结肠癌、胰腺癌、胃癌、肺癌、肝癌、乳腺癌可见增高，一些非肿瘤疾病也可增高
8	细胞角质素片段 19	Cyfra21-1	0~3.3ng/ml	是诊断非小细胞肺癌的指标
9	铁蛋白	FER	男：30~400ng/ml 女：13~150ng/ml	常用于肝癌患者 AFP 测定值低时的补充检测项目，其他肿瘤（肺、胰腺、胆道、结肠等）也可相应增高
10	总前列腺特异性抗原	T-PSA	0~4ng/ml	前列腺癌、前列腺增生、前列腺炎患者血清 T-PSA 都可升高
11	游离前列腺特异性抗原	F-PSA	0~0.93ng/ml	辅助 T-PSA，鉴别诊断前列腺癌

序号	标志物名称	缩略语	参考范围	临床意义
12	神经元特异性烯醇化酶	NSE	0~18ng/ml	是小细胞肺癌的特异性诊断标志物。对于神经内分泌系统肿瘤、神经母细胞瘤、黑色素瘤、甲状腺髓样癌也有重要诊断价值
13	鳞状上皮细胞癌抗原	SCC	0~1.5g/ml	是鳞状上皮细胞癌的诊断指标。子宫颈鳞状上皮细胞癌、肺鳞癌、食管癌患者血清中都可见升高
14	组织多肽特异性抗原	TPS	0~110U/L	多数上皮细胞肿瘤呈阳性，非上皮组织来源的肿瘤呈阴性

39. 不同医院检测的肿瘤标志物检验结果有可比性吗？

在不同医院检测的肿瘤标志物检验结果不一定具有可比性，主要由于以下原因：

（1）不同的检测方法就会导致检验结果存在差异。临床上常用的检测方法有电化学发光、化学发光、放射免疫、酶联免疫吸附试验等，各医院应用的检测方法存在差异。

（2）同一种检测方法所应用的试剂品牌存在差异，也会导致检验结果存在差异。不同品牌的试剂，其生产工艺、抗原抗体反应体系和检测线性范围均存在较大的差异。

（3）检测体系不同也会导致检验结果存在差异。即使是试剂厂家和检测方法相同，但采用不同型号的检测设备，检测结果也会略微存在差异。

（4）采用的试剂批号不同也会导致检验结果存在差异。即使是试剂厂家、检测方法和检测体系完全相同，但采用的试剂批号不同，检验结果之间也会存在一定的差异。

所以，很难保证不同医院间肿瘤标志物检验结果在数值上有可比性。但是，尽管不同试剂厂家、不同检测方法和不同检测体系所得到的具体的检验结果可能不同，但在判断检测结果阴、阳性方面却具有较高的一致性。

目前，国家卫生和计划生育委员会临床检验中心和各省、市临床检验中心已经对常见肿瘤标志物检验项目如 CEA、CA125和 AFP 等开展了室间质量评价工作，确保同一检测方法、同一试剂厂家、同一检测体系的不同医院的检验结果具有较高的可比性。

为了保证检验结果的可比性，满足肿瘤患者对病情监测的需要，有几个建议：①最好选择在同一家医院连续进行肿瘤标志物的检测；②如果不能在同一家医院，尽可能选择相同的检测方法或采用同一厂家的检测系统进行检测；③尽量选择较高等级的医院或口碑好的商业化临床检验中心，这些单位一般都能按照规定参加国家卫生和计划生育委员会临床检验中心和省市临床检验中心组织的室间质量评价，并在实验室内部开展室内质量控制，能够保证检验结果的准确性。

总之，将不同医院的肿瘤标志物检验结果进行比较时，应注意其采用的检测方法、试剂生产厂家以及检测体系等是否相同，这样比较才有意义。

40. PET-CT 检查对膀胱癌患者有用吗？

PET-CT 检查一般不用于膀胱癌的诊断，因为示踪剂氟脱氧葡萄糖（FDG）经肾脏排入膀胱会影响对膀胱内肿瘤的诊断，而且费用高。目前国内外有关 PET-CT 进行膀胱癌的分期研究也较少，所以目前尚无确定的临床价值。膀胱癌的分期上主要还是依靠 CT、MRI 和骨扫描等检查，因此膀胱癌患者一般不建议行 PET-CT 检查。

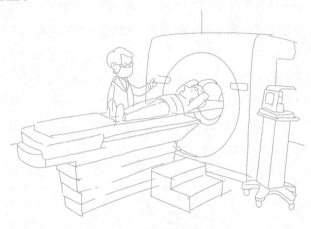

41. 为什么要对膀胱癌进行分期？

医生们为了判定肿瘤疾病病程的早、中、晚阶段，提出了用分期的方法加以区别。目前应用的所有膀胱癌分期都是以解剖学为基础制定的，主要依据肿瘤侵犯的深度、淋巴结转移情况、邻近脏器受累情况以及远处脏器转移情况来判断疾病的具体分期。目前，全世界公认的肿瘤分期标准为国际抗癌联盟和美国癌症联合委员会制定的恶性肿瘤 TNM 分期标准。准确分期对制定肿瘤治疗方案以及**预后**判定都有着至关重要的作用。

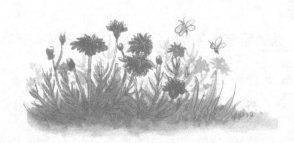

42. 什么是 TNM 分期？

T 代表原发肿瘤（tumor），N 代表是否伴有区域淋巴结（lymph nodes）转移，M 则代表是否有远处转移（metastasis）。国际抗癌联盟和美国癌症联合委员会都建议可以根据肿瘤在三个方面的评价结果对恶性肿瘤进行综合分期。该分期可分为依据膀胱镜检查、影像学检查结果判定的临床分期和依据手术后病理结果评定的病理分期，该分期系统包括临床分期和病理分期两类。每隔 6~8 年，分期标准都会进行一次修订，现在应用的是 2009年第 7 版膀胱癌的 TNM 分期。

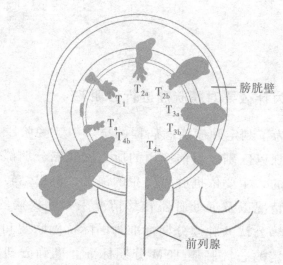

膀胱癌 T 分期示意图

43. 美国癌症联合委员会是如何对膀胱癌进行 TNM 分期的？

美国癌症联合委员专家组建议通过各种临床检查、影像学检查和内镜检查，评估原发肿瘤的范围以及是否有局部和远处转移，从而对患者的肿瘤做出的分期。膀胱癌的 TNM 分期如下。

2009 年美国癌症联合委员会制定的膀胱癌 TNM 分期标准

T（代表原发肿瘤）

Tx 原发肿瘤无法评估

T_0 无原发肿瘤证据

Ta 非浸润性乳头状癌

Tis 原位癌（扁平癌）

T_1 肿瘤侵入上皮下结缔组织

T_2 肿瘤侵犯肌层（细分为 T_{2a}、T_{2b}）

    T_{2a} 肿瘤侵犯浅肌层（内侧半）

    T_{2b} 肿瘤侵犯深肌层（外侧半）

T_3 肿瘤侵犯膀胱周围组织（细分为 T_{3a}、T_{3b}）

    T_{3a} 显微镜下发现肿瘤侵犯膀胱周围组织

    T_{3b} 肉眼可见肿瘤侵犯膀胱周围组织（膀胱外肿块）

T_4 肿瘤侵犯以下任一器官或组织，如前列腺、精囊、子宫、阴道、盆壁和腹壁

    T_{4a} 肿瘤侵犯前列腺基质、子宫或阴道

    T_{4b} 肿瘤侵犯盆壁或腹壁

N（淋巴结）(注：腹主动脉分叉以上的淋巴结转移称为远处转移)

Nx 区域淋巴结无法评估

N_0 无区域淋巴结转移

N_1 盆腔内单个区域淋巴结转移

N_2 盆腔内多个区域淋巴结转移

N_3 髂总淋巴结转移

M（远处转移）

M_0 无远处转移

M_1 远处转移

膀胱癌临床分期（2009 年）

0a 期	Ta	N_0	M_0
0is 期	Tis	N_0	M_0
I 期	T_1	N_0	M_0
II 期	T_{2a}	N_0	M_0
	T_{2b}	N_0	M_0
III 期	T_{3a}	N_0	M_0
	T_{3b}	N_0	M_0
	T_{4a}	N_0	M_0
IV 期	T_{4b}	N_0	M_0
	任何 T	N_{1-3}	M_0
	任何 T	任何 N	M_1

44. 什么是临床分期？

临床分期是指通过各种临床检查、影像学检查，评估原发肿瘤的范围以及是否有局部和远处转移，从而对患者的肿瘤做出的分期。临床分期是制订治疗方案的基础，只有准确进行临床分期，才能制定出适当的治疗方案。决定治疗方案时医生们会根据患者的具体病情考虑是先手术还是先选择其他治疗方式。如果首选手术治疗方案，还需考虑选择什么样的手术更适合患者。医生们也可以根据临床分期大致判定患者的治疗效果。

45. 什么是病理分期？

通过手术切下来的肿瘤标本进行病理组织学检查，证实肿瘤的侵袭范围，并结合术前影像学检查做出的分期称为病理分期。病理分期是对临床分期的进一步确认，如果临床分期与病理分期有差异则以病理分期为准。病理分期确定的肿瘤侵袭范围是制订术后治疗方案的基础。如果病理检查发现肿瘤侵袭局部淋巴结、邻近器官等，则提示手术后容易出现局部复发或远处转移。此时医生们一般会考虑手术后加用化疗、放疗等治疗方案。当然，也可以根据病理分期的结果大致推断治愈率的高低。同时医生们也根据病理分期来制订患者治疗后需要采取的**随访**方案。病理分期的标准与临床分期标准是一样的。

46. 如何从病理报告上看懂自己的分期，了解病情到哪一阶段了？

举例说明：一位男性膀胱癌患者，术前膀胱镜检查示膀胱内多发肿瘤，**活检**病理为尿路上皮癌，腹盆 CT 显示膀胱内多发肿瘤，最大者已侵透膀胱壁达周围脂肪，腹、盆腔未见明显肿大淋巴结，其余全身检查未见异常。根据膀胱癌分期标准，首先看膀胱癌的原发肿瘤的划分标准，该患者 CT 示肿瘤已侵透膀胱壁，因此属于 T_3；由于盆腔未见肿大淋巴结，N 定为 N_0；全身检查未见异常，M 为 M_0，因此术前该患者临床分期为 $T_3N_0M_0$，属于Ⅲ期。之后该患者接受了根治性膀胱切除手术及**淋巴结清扫术**，术后病理为：膀胱高级别尿路上皮癌，肿瘤侵透膀胱壁至周围脂肪，前列腺未见受侵，盆腔内共清扫出 10 个淋巴结，发现有 2个转移淋巴结，计为（2/10），髂总淋巴结无转移，因此根据膀胱癌分期标准，首先看膀胱癌的原发肿瘤，该患者病理肿瘤已侵透膀胱壁至周围脂肪，因此属于 T_{3a} ，由于有 2 个淋巴结转移，N 定为 N_2 ，全身检查未见异常，M 为 M_0 ，因此术后该患者病理分期为 $T_{3a}N_2M_0$ ，属于Ⅳ期。从该患者的术前分期与术后分期有差异，术前为Ⅲ期，术后为Ⅳ期，分期最终以病理分期为准，因此该患者膀胱癌分期为Ⅳ期。

47. 世界卫生组织（WHO）对膀胱肿瘤是如何分类的？

依据世界卫生组织（WHO）2004 年版膀胱肿瘤的组织学分类标准，膀胱肿瘤主要分成以下几大类：①尿路上皮肿瘤，包括浸润性尿路上皮癌和非浸润性尿路上皮肿瘤，后者又包括尿路上皮原位癌、非浸润性尿路上皮癌高级别、非浸润性尿路上皮癌低级别、恶性潜能未定的乳头状尿路上皮肿瘤、尿路上皮乳头状瘤和内翻性乳头状瘤；②扁平（鳞状）上皮肿瘤，包括扁平细胞癌、疣状癌和扁平上皮乳头状瘤；③腺上皮肿瘤，包括腺癌和绒毛状腺瘤；④神经内分泌肿瘤，包括小细胞癌、类癌以及副节瘤；⑤黑色素细胞性肿瘤，包括恶性黑色素瘤和痣；⑥间叶源性肿瘤，如平滑肌瘤和平滑肌肉瘤等；⑦淋巴造血系统肿瘤，包括淋巴瘤、浆细胞瘤等；⑧其他类肿瘤，如转移性肿瘤和邻近器官肿瘤直接播散。

48. WHO 是如何对膀胱尿路上皮癌进行病理分级的？

膀胱尿路上皮癌的病理分级反映的是肿瘤的分化程度。病理分级高则肿瘤组织分化差，癌细胞恶性程度高；病理分级低则肿瘤组织分化好，癌细胞恶性程度低。病理分级是膀胱尿路上皮癌的重要预后因素之一。

1973 年制订的 WHO 标准是以往关于膀胱尿路上皮癌最常用的病理分级系统，其将尿路上皮癌细胞分为高分化（G_1）、中等分化（G_2）和低分化（G_3）三类。2004 年制订的 WHO 膀胱癌病理分级系统中将膀胱尿路上皮癌分为低级别尿路上皮癌和高级别尿路上皮癌两类。2004 年版 WHO 分级标准将 1973 年版本中的部分高分化移行细胞癌（G_1）划分为低度恶性潜能尿路上皮肿瘤的范畴；将 1973 年版本中中分化移行细胞癌（G_2）拆分并分别归入低级别与高级别尿路上皮癌；将 1973 年版本中低分化移行细胞癌全部划分为高级别尿路上皮癌范畴。

49. 为何以前叫移行细胞癌，而现在改为尿路上皮癌了？

肾盂、输尿管及膀胱的黏膜上皮细胞传统上称为移行细胞，其上发生的恶性肿瘤既往称为移行细胞癌。1998 年 WHO 与国际泌尿病理学会联合建议用"尿路上皮"一词代替"移行上皮"一词，以区别于鼻腔以及卵巢内的移行上皮。从此由肾盂、输尿管及膀胱的黏膜上皮细胞发生的癌被称为尿路上皮癌。移行细胞癌与尿路上皮癌其实是同一种病，只不过目前已不叫移行细胞癌了。

50. 膀胱癌初次手术时病理是 II 级，2005 年复发病理为高级别，是肿瘤进展了吗？

膀胱癌的病理分级系统一直是人们的研究热点。历史上曾经出现过三个重要的病理分级系统，分别是 1973 年的 WHO 三级病理分级系统、1999 年的 WHO 三级病理分级系统以及 2004 年的 WHO 二级病理分级系统。其中 1999 年和 2004 年 WHO 的两个版本可以进行方便地相互转换，但 1973 年的版本和后两个版本均不能方便地相互转换。该患者 1997 年初次手术时膀胱尿路上皮癌病理分级是 Ⅱ 级，属于 1973 年的版本。若按 2004 年标准划分有可能为高级别，那么复发肿瘤没有进展；但也可能初次诊断时肿瘤为低级别，而复发后病理为高级别，此时则存在肿瘤进展。因此，我们不能简单依据病理报告内容来判断患者的疾病有无进展，需通过对比两次肿瘤的形态等综合判断膀胱癌有无进展。

51. 膀胱尿路上皮癌的病理类型主要有哪几类？

膀胱尿路上皮癌依据显微镜下检查时肿瘤是否侵及膀胱壁基底膜，将其分成非浸润性尿路上皮癌和浸润性尿路上皮癌两大类。非浸润性尿路上皮癌是指肿瘤细胞没有侵透膀胱基底膜的一类肿瘤，其中包括尿路上皮原位癌、低级别非浸润性尿路上皮癌和高级别非浸润性尿路上皮癌。因为膀胱黏膜中血管和淋巴管均不丰富，因此此类尿路上皮癌临床上产生扩散的可能性极小。而浸润性尿路上皮癌的是指肿瘤细胞已突破基底膜，包括尿路上皮癌伴鳞状分化、伴腺性分化、伴滋养叶分化、巢状、微囊状、微乳头状、淋巴上皮样、淋巴瘤样、浆细胞样、肉瘤样、伴巨细胞和未分化 12 种亚型。此类肿瘤向膀胱壁深层生长，随着疾病的进展，肿瘤组织可进一步生长侵入周围的结构（如长入膀胱肌层、外膜，进而长入周围邻近的器官，如直肠等），因此病理上归为浸润性癌，此类肿瘤容易出现淋巴结或远处脏器转移。需要指出的是，病理报告中浸润性癌与临床所谓的肌层浸润癌是有区别的，后者是指肿瘤组织侵犯膀胱肌层，而前者只要突破基膜就认为有浸润性。

52. 为什么病理报告上说是膀胱浸润性尿路上皮癌，而泌尿外科医生说是非浸润性癌？

病理诊断中膀胱尿路上皮癌细胞只要突破基底膜即归入浸润性尿路上皮癌，其实它包括了固有层浸润癌（分期 T_1）以及肌层浸润癌（T_2）。临床医生所说的非浸润性膀胱癌是以肌层浸润为界限的，固有层浸润癌应归入非肌层浸润性膀胱癌，即此时的膀胱癌是非浸润性的。所以，在看病理报告时，患者应注意病理报告中提出的浸润范围，也需要与临床医生进行有效的沟通。

53. 什么是低度恶性潜能的乳头状尿路上皮肿瘤？

它是于 1998 年起得到广泛认可的尿路上皮肿瘤的一种病理类型。这一分类的提出源于人们在日常工作中发现一部分既往诊断为膀胱尿路上皮癌Ⅰ级的病例，仅有极少部分患者出现术后复发，复发肿瘤与第一次肿瘤的形态学相似。这一肿瘤的镜下特点为：肿瘤与正常的尿路上皮极为类似，可以见到伞细胞，仅表现为细胞层次的增厚和（或）细胞明显增大。从临床发展转归而言，它是一类良性肿瘤。虽然也有一定的复发率，但转变为尿路上皮癌者罕见。若诊断为此类肿瘤，患者心理上不必过于焦虑，只需要注重术后定期的复查即可。

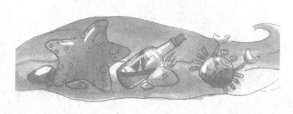

54. 为什么有的病理切片需要做免疫组织化学染色？

膀胱癌的病理诊断主要依据显微镜下肿瘤细胞的组织形态。通常情况下依据常规 HE 染色在显微镜下均可做出病理诊断，但有时膀胱癌的组织形态不典型，与其他类型的肿瘤的鉴别诊断上存在困难。此时需借助免疫组织化学染色等辅助检测手段帮助诊断，此时病理报告通常需要更多的时间完成。例如膀胱尿路上皮癌肉瘤样亚型，在形态上与膀胱平滑肌肉瘤和膀胱炎症性肌纤维母细胞性肿瘤有一定的相似性。此时进行细胞角蛋白、肌源性等指标的染色将对明确病理分型有很大帮助。再如膀胱尿路上皮癌微巢状亚型，在形态上与膀胱的副神经节瘤有很大的相似性。此时进行细胞角蛋白和神经内分泌标志物的染色则非常重要。通过免疫组织化学染色的方法可帮助一些疑难病例的诊断。

55. 什么是非肌层浸润性膀胱癌？

非肌层浸润性膀胱癌是指膀胱肿瘤生长于膀胱腔内的黏膜上皮，并且未侵犯膀胱壁肌肉层，既往曾称为表浅性膀胱癌。病理上尿路上皮癌仅局限于膀胱上皮及黏膜固有层，分期上包括 Ta、T_1 期以及原位癌（Tis）。而肌层浸润性膀胱癌，顾名思义膀胱癌已侵犯膀胱壁肌肉层，此时分期为 $T_{2\sim4}$。一般情况下，临床医生可通过膀胱镜、直肠超声、CT 或 MRI 检查以及临床经验，能够有效判断膀胱癌是非肌层浸润性膀胱癌还是肌层浸润性膀胱癌。

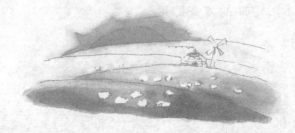

三、治疗篇

56. 目前膀胱癌治疗方法有哪些？

膀胱癌的治疗方法主要有外科手术、放射治疗（放疗）、全身化学治疗（化疗）、介入治疗等，膀胱癌治疗方法需根据膀胱癌的组织病理学类型、肿瘤生长的部位、膀胱内病变的范围和程度、有无其他器官的转移及患者的体质等来决定，但以外科治疗为主。一些膀胱的良性肿瘤通过外科手术可以治愈。

57. 什么是综合治疗？

综合治疗是指根据患者的具体情况，如身体一般状况、病理类型、侵犯范围（病理分期）和发展趋势等，合理、有计划地应用现有的治疗手段进行最佳组合，以期较大幅度地提高治愈率、延长生存期并且提高患者的生活质量。肿瘤的综合治疗并不是简单地将手术、化疗、放疗、生物治疗和中医药治疗等几种治疗方法进行组合，而是一个系统的治疗过程，是一个有计划、有步骤、有顺序的个体化治疗方案的综合，并且需要手术、放疗和化疗等多学科有效地协作才能顺利完成。综合治疗方案不是一个机械不变的模式，在具体诊治过程中，会随着诊断的逐步完善和治疗效果等予以适当调整。

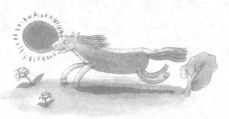

58. 不同分期膀胱癌的治疗原则是什么？

（1）肌层非浸润性膀胱尿路上皮癌的标准治疗方案应首选经尿道膀胱肿瘤电切术（电切镜下完成，简称电切，不剖腹），术后根据非浸润性膀胱尿路上皮癌的复发危险性决定膀胱内灌注治疗方案。

（2）肌层浸润性膀胱尿路上皮癌、鳞状细胞癌、腺癌、脐尿管癌等应选择以外科开放手术为主的综合治疗。手术方式主要为根治性全膀胱切除或膀胱部分切除术，可选择术前先进行新辅助化疗或直接手术治疗。手术后根据病理结果判定有无复发转移的**高危因素**决定手术后是否辅以全身化疗和（或）放疗。

（3）转移性膀胱癌的治疗应以全身化疗为主，可利用姑息性手术、放疗等缓解晚期症状。

（一）外科治疗

59. 什么是择期手术、限期手术和急诊手术？

外科手术根据疾病的危急程度分为急诊手术、限期手术和择期手术。

（1）急诊手术是指需要在最短的时间内必须进行的紧急手术，否则会危及患者的生命，如肝、脾破裂导致出血的手术。

（2）限期手术是指需要在一定限期内实施的手术。即外科手术时间不宜过久延迟，手术前也有一定的准备时间，否则会影响治疗效果或失去治疗有利时机的一类手术，如各种恶性肿瘤的根治性手术。

（3）择期手术是指可以选择适当的时机实施的手术。手术时机的把握不致影响治疗效果，容许术前充分准备或观察，再选择最有利的时机施行手术，如对良性病变进行的手术、整形类手术等。

60. 手术前患者为什么要做全面检查？

外科手术是一项有创伤性的诊疗手段，并伴有不同程度的风险。因此，在手术前进行全面检查是了解患者身体状况、疾病情况、手术耐受能力和可能出现风险的重要步骤。一般包括常规检查和专科检查两方面。手术前常规检查主要包括血常规及血型、尿常规、粪常规、心电图、胸部正侧位 X 线片、超声检查、肝肾功能、血液电解质、血糖、出凝血功能，乙肝两对半、（丙肝）、艾滋病、梅毒等相关病原学检查。专科检查则要根据病变的部位进一步行造影检查、CT、MRI 等大型仪器设备的检查，内镜检查、相关肿瘤标志物检查、细胞学检查、肿瘤组织活检或穿刺活检病理学检查。所有术前检查都是为了对患者病情进行准确诊断，从而制订手术计划，更好地完成手术，保障患者健康。

61. 术前需要履行哪些知情同意手续？什么人有资格签署手术知情同意书？

患者知情同意是患者对病情、诊断和治疗（例如手术）方案、治疗的益处及可能带来的风险、费用开支、临床试验等真实情况有了解与被告知的权利，患者在知情的情况下有选择接受与拒绝的权利。按国家卫生和计划生育委员会要求应由患者本人签署知情同意书。当患者不具备完全民事行为能力时，才会由其法定代理人签字；患者因病无法签字时，也可以由其授权人签字。患者的知情同意选择权是每一位患者都具有的权利，知情同意书可以作为医疗机构履行说明告知义务的证据，也是患者及家属行使知情权的证据。让患者及其亲属客观认识诊疗目的、效果、可能产生的并发症及意外等情况，充分享有知情权。

在患者接受诊治的过程中，需要履行的知情同意手续包括以下几个方面：

（1）术前、术中知情手续：所有手术前主管医生会与患者进行术前谈话，并签署手术知情同意书，其内容包括术前诊断、手术指征、手术方式、可选择的诊疗方法及优缺点、术中和术后的危险性、可能的并发症及防范措施；术中置入身体的内置物（如吻合器、固定器等），术前谈话中会记明选择的类型；术中病情变化或手术方式改变需及时告知患者家属并由被委托人书面在告知单上签名。手术的不确定因素较多，手术引起患者新的疾病甚至死亡的风险与疾病的治疗效果相伴相随。有时候手术可能达不到根治疾病的目的，达不到患者希望的理想状态，甚至使患者失去生命。手术风险具有不确定性、不可预测性等特征。

（2）如果在治疗中进行临床试验、药物试验、医疗器械试验及其他特殊检查、特殊治疗，主管医生将在治疗前向患者及家属告知相关情况，征求意见，由患者及家属签署同意检查、治疗的知情同意书。

（3）创伤性诊疗知情手续：对患者进行任何创伤性诊疗均需进行谈话告知并签署同意书。告知内容包括当前的主要病情、采取创伤性诊疗活动的目的及必要性、医疗风险、其他可选择的诊疗方法及优缺点、可能的并发症、注意事项及防范措施。

（4）麻醉知情制度：在进行麻醉操作前，麻醉医生会告知患者相关情况并由患者或被委托人签署同意书。告知内容包括术前诊断、麻醉名称及方式、麻醉风险、防范措施。

（5）输血知情制度：输血前经管医生会向患者告知相关情况并

由患者或被委托人签署同意书。告知内容包括输血的目的、必要性、种类、数量、可能发生的风险、并发症及防范措施。

62. 为什么要签署知情同意书？

签署知情同意书是国家法律法规的要求，国务院颁布实施的《医疗机构管理条例》第33条规定："医疗机构施行手术、特殊检查或者特殊治疗时，必须征得患者同意，并应当取得其家属或者本人同意并签字；无法取得患者意见时，应当取得家属或者关系人同意并签字"。《执业医师法》第26条规定："医生进行实验性临床医疗，应当经医院批准并征得患者本人或者其家属同意"。

人的生命健康权是受法律严格保护的，个人身体所蕴含的生命和健康，只有自己有处置权，其他任何人无权处置。手术这种有风险的医疗行为包含着对患者身体即健康权、生命权的处置。医生有手术技能，但无权擅自处置患者身体，患者出于治疗疾病的目的，需授权医生为自己实施手术，在手术知情同意书的签名正是患者对其身体支配权的外部表现形式。

63. 手术知情同意书中那么多并发症，是否都会发生？

并发症是指患者发生了现代医学科学技术能够预见但却不能避免和防范的不良后果。一般分为两种情况：一种是指一种疾病在发展过程中引起另一种疾病或症状，如消化道肿瘤可能有引发肠梗阻、肠穿孔或大出血等并发症；另一种是指在临床诊疗和护理过程中，患者因治疗一种疾病而合并发生了与诊疗这种疾病有关的另一种或几种疾病或症状。外科手术并发症是影响手术效果极为重要的因素，常是损害患者健康甚至致死亡的重要原因。手术知情同意书中写的并发症均是基于手术对组织器官损坏可能带来的病症。术中、术后是否发生并发症受多种因素影响，每位患者的自身状况、疾病情况、医疗单位及医生的技术水平等许多因素都是影响并发症的因素，并发症发生的机率也受多种因素影响，如高龄患者手术并发症发生的机率就大于年轻患者。并不是手术知情同意书中写的并发症都会发生，医护人员也在尽力减少并发症的发生。

64. 术前医生找患者谈话，患者及家属需要了解哪些内容？

手术前，患者及其家属最重要的是要解除思想顾虑，做好心理和生理各个方面的准备。患者及其家属可以向主管医生或主刀医生咨询手术目的、麻醉方式、手术方式以及术中、术后可能出现的各种风险或不适等。同时，还应配合医务人员的指导做好术前准备。另外术前因其他疾病服用药物的应尽早向医生说明，以明确是否需要停药。

65. 手术前为什么需要禁食、禁水？

禁食、禁水是指禁止吃食物和饮水。一般手术前都要求患者禁食、禁水，主要目的是排空胃内容物，避免术中、术后发生呕吐造成**误吸**。手术操作时可能会刺激腹膜或内脏，有些麻醉药物也可刺激消化系统，造成呕吐。麻醉后，呼吸道的保护性反应已减弱，呕吐物可**误吸**入呼吸道引起阻塞或吸入性肺炎。

正常人胃内物质排空需要 4~6 小时，当情绪激动、恐惧、焦虑或疼痛不适时，可导致排空速度减慢。因此成人一般在手术前 8~12 小时开始禁食，以保证胃的彻底排空。有些患者偷偷地瞒着医生和护士进食、喝水，这是非常危险的，极易造成手术中**误吸**，甚至导致窒息死亡的严重后果。如果术前禁食、禁水时间不够或又吃了东西，则需推迟手术时间，甚至取消该次手术。

66. 月经期能接受手术吗？

除非是急诊手术，否则月经期患者不宜实施择期或限期手术。因为月经期患者脱落的子宫内膜含有较多**纤溶酶原激活物**，导致血液中**纤维蛋白溶解系统**活动增强，容易导致出血量增多，增加手术危险性。此外，月经期患者抵抗力减低，也增加了感染的风险。

67. 手术日家属应该做什么？

手术日患者的直系亲属应该在患者进入手术室前到达病房陪伴患者，这对患者是一个安慰。在手术进行过程中，家属需在手术等候区耐心等待，不要离开。因为在手术中如果发现一些特殊情况，医生需要及时找家属商谈，并请家属做出决策。手术结束后，患者回到病房，在向手术医生和麻醉医生了解病情后，家属就可以按照医院要求留人陪护或由院方监护。

68. 手术前为什么需要患者做好心理上的准备？

手术前有些患者会产生焦虑、紧张、恐惧、不安及抑郁等不良情绪，可影响患者的睡眠、食欲等，导致健康状况下降，免疫功能减退，致使机体对病毒、细菌等抵抗力降低，还可导致患者心率加快、血压升高，将会增加手术的风险及术后并发症的发生机会。因此，积极的情绪和良好的心理准备是保证手术顺利进行的首要条件。

69. 手术前为什么需要患者进行呼吸道准备?

手术后患者因为伤口疼痛不敢深呼吸、咳嗽和排痰，导致呼吸道分泌物在呼吸道内积聚，降低了肺的通气量，加重呼吸道阻塞，造成肺不张，呼吸道易感染致肺炎，因此需在手术前进行呼吸道准备。

吸烟的患者应该在手术前1~2周停止吸烟，以减少上呼吸道的分泌物。

练习正确咳痰的方法：腹式呼吸（用鼻深吸气，尽力鼓起腹部，屏气1~2秒后，嘴唇微缩成吹蜡烛状缓慢呼气，呼气时腹部自然回缩）数次→深吸气→憋住气→放开声门，收缩腹肌使气体快速冲出将痰咳出。

有呼吸道炎症者，术前应用抗生素、雾化吸入等治疗，待感染控制后才可以接受手术。

70. 手术前一日为什么要为患者做手术区域皮肤准备?

皮肤是机体的天然防御线，手术会破坏此防御线而增加感染的机率。手术前进行皮肤准备的目的就是预防手术后切口感染。皮肤准备通常在手术前一天进行，皮肤准备的内容包括除去手术区域的毛发、污垢及微生物。手术区皮肤准备的范围一般应包括以切口为中心，半径在20cm以上的范围。此外，手术前一日患者还应修剪指甲、剃须、洗头、洗澡。小儿可以不剃体毛，只做清洗。

71. 手术日需要患者做什么准备？

手术日不要化妆，并要去除唇膏、指甲油，便于手术中观察患者末梢血液循环情况；要取下活动性假牙，因为术中假牙可能会脱落而阻塞呼吸道；取下发卡、假发、金属物品、饰物等，因为金属会导电，饰物会伤及患者；将随身携带的所有贵重物品，如首饰、现金、手表等，交由家属保管；助听器、隐形眼镜（接触镜）等物品可暂时佩戴，便于与手术室工作人员谈话、沟通，后可于手术前一刻取下。另外患者应贴身穿着干净的病服；依照要求禁食、禁水；术前要排空膀胱，目的是为了避免麻醉后手术台上排尿，以及避免手术过程中误伤膨胀的膀胱等。

72. 患者进入手术室后医务人员为什么要反复核对患者信息？

为保障医疗质量和医疗安全，卫生部制定了《手术安全核查制度》，指导并规范了医疗机构手术安全核查工作，以加强对医疗机构的管理。该制度要求医务人员手术前进行核查工作。核查内容主要包括以下三方面：

（1）患者身份核对：医务人员通过核对姓名、科室、床号、病案号、腕带信息等确定患者身份。对于可能服用镇静剂、听力障碍、身份无法确认的昏迷手术患者，可以通过核对其腕带上的姓名、病案号进行身份确认。

（2）手术部位核对：涉及双侧、多重结构（手指、脚趾、病灶部位）、多平面部位（脊柱）的手术时，在患者接入手术室前，医生将对手术侧别或部位做手术标识。巡回护士接患者入手术间前需进行手术部位标识的核对。

（3）一般情况核对：如禁食、禁水情况，有无假牙、过敏史、既往病史、既往手术史等。

手术安全核查工作要由具有执业资质的手术医生、麻醉医生和手术室护士三方，分别在麻醉实施前、手术开始前和患者离开手术室前，共同对患者身份和手术部位等内容进行核查。这些步骤的目的就是要保证患者的医疗安全，希望患者予以理解和配合。

73. 手术流程包括哪些？

接患者入手术室时核对患者信息→在手术等候区等候，再次核对患者信息后进入手术间→进行输液、导尿等手术前准备→麻醉→实施手术→手术结束后如有需要进入麻醉恢复室或重症监护病房进行严密观察和监测，直至患者清醒、**生命体征恢复稳定**→安全返回病房。

74. 手术小组主要有哪些人员参加？

一般一台手术由主刀医生、2~3名助手、麻醉师、器械护士及巡回护士共同完成，如手术中需要射频消融、放疗、超声等特殊检查和治疗，还需要其相关医生及技术人员参与。

75. 手术室如何保障术中物品清点的正确性？

手术室有完善的清点制度，要求所有手术人员按照制度严格清点。医护人员在手术开始前、关闭腔隙前后、缝合皮肤前后分别进行清点。在清点过程中，说出物品的名称、数量和总数，尤其注意清点缝针、器械、敷料等的完整性，同时由巡回护士记录清点数据。若清点有误，立即停止关闭腔隙或缝合皮肤，共同寻找物品，直至物品清点无误后再继续操作。医院应始终将患者的医疗安全放在第一位。

76. 手术主要的麻醉方法有哪些？

主要的麻醉方法有三种：全身麻醉（全麻）、局部麻醉（局麻）和椎管内麻醉。每一种麻醉还有许多不同的形式和操作方法，麻醉医生会根据手术方式和患者自身状况选择最佳的麻醉方法。

77. 什么是全身麻醉？

麻醉医生可以通过呼吸面罩或气管导管给患者吸入全身麻醉药，也可以通过静脉途径给患者注射麻醉药。麻醉药物产生中枢神经抑制作用，使大脑不能感受任何的疼痛信号，患者表现为暂时神志消失、全身痛觉丧失、遗忘、生理反射抑制和骨骼肌松弛。麻醉药物对中枢神经系统抑制的程度与体内药物的浓度有关，并且药物剂量可以控制和调节。全身麻醉期间，麻醉医生会使用各种设备严密监测患者的**生命体征**和各重要脏器的功能，并适当调整麻醉深度。麻醉药物的神经抑制作用是完全可逆的，手术结束停止使用麻醉药物后，体内残存的麻醉药物可以被代谢分解或从体内排出，患者的神志及各种生理反射会逐渐恢复。

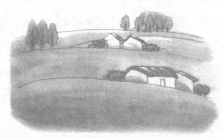

78. 全身麻醉对大脑会不会有损伤？

常有患者问麻醉医生，全身麻醉会不会损伤大脑影响智力或记忆力？回答是不会的。目前临床使用的所有全身麻醉药作用都是短暂的、一过性的，停止使用后经过短时间的代谢分解排出体外，麻醉作用也会完全消失，更不会遗留中枢神经系统的任何伤害和不良反应。因此不必担心全身麻醉会损伤患者的大脑功能。

79. 什么是椎管内麻醉？

广义上讲椎管内麻醉也属于局部麻醉的范畴，但麻醉的范围更广，因其独特的解剖特点单归一类。硬膜外麻醉和蛛网膜下腔麻醉（腰麻）都属于椎管内麻醉。椎管是椎骨和周围韧带围成的管状结构，内有脊髓，脊髓周围依次有软脊膜、蛛网膜和硬脊膜包裹，硬脊膜和蛛网膜毗邻比较紧密，在椎骨和周围韧带与硬脊膜之间的潜在性间隙称为硬膜外腔，在蛛网膜与软脑膜之间的潜在性间隙称为蛛网膜下腔。在后背的适当位置经椎骨间穿刺把局麻药注入硬膜外腔即硬膜外麻醉，把局麻药注入蛛网膜下腔为蛛网膜下腔麻醉。

80. 椎管内麻醉后会不会落下腰痛的毛病？

椎管内麻醉是在后背的适当位置进行穿刺，经过脊椎间的间隙给药而达到暂时阻断神经的作用。操作过程中穿刺针要依次经过腰背部特定的皮下组织、肌肉、韧带等。虽然针头非常细小可能也会导致腰背部的肌肉、韧带损伤，这些损伤的组织需要有修复的过程，所以椎管内麻醉后腰部会有轻微不适或疼痛，只要术后注意休息，一般1~2周后都可痊愈，不会落下长期腰痛的后遗症。

81. 通常所说的"全麻"或"半麻"指的是什么？

"全麻"即全身麻醉，手术中患者将完全失去知觉和痛觉，医生经静脉将麻醉药物注入患者的体内。患者睡着后将气管插管插入，帮助患者呼吸，并吸入麻醉性气体。"半麻"包括硬膜外麻醉、腰麻（蛛网膜下隙麻醉）和腰硬联合麻醉。"半麻"时患者是清醒的，如果患者希望睡着，也可以给予镇静剂。

82. 什么是气管插管？会不会很难受？

全身麻醉后患者的自主呼吸消失，为确保患者呼吸道通畅，需要在气管内置入一根气管导管与麻醉机相接控制呼吸。气管导管通常从患者的口腔或鼻腔插入气管内，插管前麻醉医生会从静脉注射一些药物使患者意识消失、呼吸停止、肌肉松弛（临床上称为麻醉诱导），然后才行气管插管，所以患者对整个插管过程没有感觉，也不会感到难受。

83. 麻醉有什么风险吗？

麻醉的风险不仅与外科手术大小、种类、麻醉方法有关，而且还与患者术前的身体状况及内、外科疾病有关。实施麻醉后会影响患者生理状态的稳定性、手术创伤和失血可使患者生理功能处于**应激状态**、外科疾病以及并存的内科疾病会引起不同程度的病理生理改变，这些都能增加麻醉的风险。因此"只有小手术，没有小麻醉"。麻醉医生的工作就是使这些风险降到最低，手术前会完善一些必要的检查和准备，将患者的身体调整到最佳状态，手术过程中会利用先进的仪器随时监测患者的**生命体征**，保证麻醉安全。如发现由于手术、麻醉或是患者原有的疾病威胁患者生命时，应及时采取各种措施，维持患者生命功能的稳定。

84. 为什么麻醉医生术前要访视患者？

为减少麻醉手术后并发症的发生，增加手术安全性，麻醉医生需要在手术麻醉前对患者的全身情况和重要器官生理功能情况作出充分评估，评定患者接受麻醉和手术的耐受力并采取相应的防治措施，决定选择适当的麻醉药物及方法，这些都需要手术前对患者进行访视。麻醉医生在手术前需要了解的情况包括①既往病史：患者是否有心脏病、高血压、糖尿病、气管炎、哮喘、青光眼等疾病；②过敏史：患者是否对药物（尤其是麻醉药）和食物过敏，**过敏反应**是否很严重等；③手术及麻醉史：患者之前是否接受过手术和麻醉，有无不良反应等；④生活习惯：患者平日是否吸烟，每天吸几支烟，是否经常喝酒，睡眠好不好等。麻醉医生根据患者的情况制订相应的麻醉方案，同时向患者及家属解释有关的麻醉注意事项，并回答患者提出的问题。签署麻醉知情同意书和决定术后镇痛方式也是在手术前访视时完成的。总之，有效的手术前访视可以让麻醉医生对将要进行的麻醉做到心中有数，也是麻醉安全的重要保证。

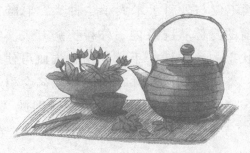

85. 麻醉医生为什么要了解患者的吸烟史和饮酒量？

卷烟和酒精对机体的影响很大，有时甚至超过服用药物的作用。由于吸烟、饮酒对人体的心、肺、脑、肝等系统会产生不同程度的影响，并且可改变术中药物的作用效应。酒精依赖症的患者中枢神经系统对吸入性麻醉药和静脉诱导药有较高的耐受性。由此可见，麻醉医生了解患者吸烟、饮酒的情况是十分重要的。有些患者会有所保留地告诉医生吸烟及饮酒量，要知道麻醉医生只有充分了解患者身体状况才能提供最安全的麻醉方法，所以要对医生讲实话。

86. 手术前患者一直在服用的心血管药物（例如降压药、抗凝药、治疗心律失常的药）停不停？

降压药及治疗心律失常的药物手术前不要停药，手术当天早晨可小饮一口水服用，有利于手术中维持患者的血液循环稳定，降低手术风险。手术前服用抗凝药的患者，必须将所用的抗凝药种类、剂量告诉手术医生和麻醉医生，因为一些抗凝药物术前需停用或换用，否则可明显增加术中、术后出血的风险，甚至危及生命。

87. 患者可以选择麻醉方式吗？

可以。一些手术可以采用多种麻醉方法，麻醉医生在了解、分析手术方案和患者具体情况之后，将会选择一种合适的麻醉方法，告知患者并做必要的解释。如患者对某种麻醉有自己的看法，可以向麻醉医生提出，麻醉医生会考虑患者的意见并结合麻醉原则制订出安全、有效、舒适的麻醉计划。

88. 为什么要签署麻醉知情同意书？家属可以代签吗？

由于个体差异及合并疾病的不同，每个人对麻醉的耐受和反应都不一样，麻醉过程中可能会出现意外和并发症。任何麻醉都伴随着一定的风险，作为患者及家属，有必要也有权利充分了解麻醉存在的风险，这就是为什么手术患者都要进行麻醉前谈话并签字的原因。

原则上只要患者有一定的认知能力，那么他（她）的意愿永远是第一位的，应该由患者本人签署术前麻醉知情同意书，这是患者的权利。但如果家属和患者本人有良好的沟通，家属能够代表患者的意愿，患者本人又签署了委托协议，委托给某位家属替他（她）做主，那么这位家属可以代签麻醉知情同意书。

89. 手术前特别紧张怎么办？

任何要接受手术治疗的人都会紧张，这是正常反应。消除患者的紧张心理是麻醉医生术前访视要做的事情之一。访视时麻醉医生应向患者解释手术前、后的流程，患者也应放松心情，有疑问时可向麻醉医生咨询以消除疑虑。患者家属应该配合麻醉医生做一些安慰工作，并尽量减轻患者的紧张情绪。如果患者晚上不能入睡可告诉值班医生，值班医生会给患者服用一些安眠药帮助睡眠。手术前充足的休息、良好的体力对手术本身和术后恢复很重要。

90. 应该怎样配合麻醉和手术？

麻醉与手术能否顺利进行，除了医务人员的技术水平和认真负责的工作态度外，患者的配合也十分重要。

（1）要树立信心，相信医生，放松心情。过分紧张、睡眠不足等可使手术当天血压波动，从而影响麻醉和手术。

（2）要严格按照医生的嘱咐进行术前准备。对医生要讲实话，尤其是全身麻醉手术前，是否吃了东西、是否发热、女性患者是否有月经来潮等都应事先告诉医生，让医生考虑是否需要暂停手术以免引起不良后果。

（3）进手术室前，要排空大、小便，戴有活动假牙的患者要取下假牙以防止其在麻醉插管时脱落，误入食管或呼吸道。另外不要把贵重物品带进手术室以免丢失。

（4）不同的手术和麻醉所采取的体位不同。如腰麻和硬脊膜外麻醉需患者采取坐位或侧卧位进行穿刺操作。当医生和护士协助摆好体位后，不能随意移动或改变，如有不适或疼痛，可告诉医生，乱动会影响穿刺操作。

（5）有的手术要插导尿管或胃管，这些导管都会给患者带来一些不适或疼痛，需要忍受，千万不能随意将导管拔出。

（6）非全身麻醉手术时患者在手术台上处于清醒状态，应保持安静闭目接受手术，不要随意和医护人员谈话。

91. 松动的牙齿或假牙对麻醉有什么影响？

麻醉医生在气管插管时可能会损伤到牙齿，导致牙齿脱落、牙龈出血，牙齿可能会掉入气管引起窒息。所以对于活动性的或能取下的假牙，术前要求全部取下，交家属保存。特别是前面的单颗假牙最好摘掉，后面的固定假牙没有关系，整口的假牙不用摘掉，戴着还可以保护牙龈，起支撑作用。明显活动的前门牙，在手术前应请口腔科医生处理。

92. 膀胱癌手术麻醉方法有哪些？各有哪些优缺点？

目前膀胱癌手术主要的麻醉方法有：全麻和椎管内麻醉两种方式：①全麻时患者意识消失，整个手术过程无知觉并处于无痛状态。术后一般会有短暂的嗜睡状态，局部症状如膀胱刺激症状明显，如有下腹难受、尿意伴疼痛等；②椎管内麻醉时术中患者意识清晰，但还是处于无痛状态，术后无明显局部不适感觉。

93. 膀胱癌手术哪种麻醉方法比较好？

由于患者病情不同，合并症情况如高血压、糖尿病、心脏病等不同，肿瘤情况不同，采用的手术方式不同，因此选择的麻醉方法也会有所不同。经尿道膀胱肿瘤电切手术一般选择全麻或椎管内麻醉。对于极少数体积较小、位置适合的肿瘤，电切手术容易切除，此时可选择局麻强化麻醉。如肿瘤数目多且范围较广，电切时可选择全麻联合椎管内麻醉，既可消除患者术中恐惧心理，也可明显改善术后的膀胱刺激症状。膀胱部分切除术一般选择全麻、椎管内麻醉或全麻联合椎管内麻醉。根治性全膀胱切除术因手术时间长，首选全麻。

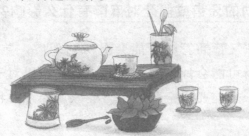

94. 膀胱癌的手术方式主要有哪些？

膀胱癌的手术方式主要包括经尿道膀胱肿瘤电切术、经尿道膀胱肿瘤激光治疗术、膀胱部分切除术和根治性全膀胱切除术等。

95. 什么是经尿道膀胱肿瘤电切术？

经尿道膀胱肿瘤切除术是膀胱非肌层浸润性尿路上皮癌首选的治疗方法。电切下来的组织标本可送病理学检查以明确诊断。经尿道膀胱肿瘤切除术是从尿道口插入电切镜（不开腹）进行手术的，一般在全麻或硬膜外麻醉下进行，对较小的膀胱肿瘤也可在尿道黏膜表面麻醉下进行。经尿道膀胱肿瘤切除术主要适用于肿瘤分化较好即恶性程度较低的膀胱癌。膀胱良性肿瘤如乳头状瘤、内翻性乳头状瘤也可应用此法达到治愈的目的。

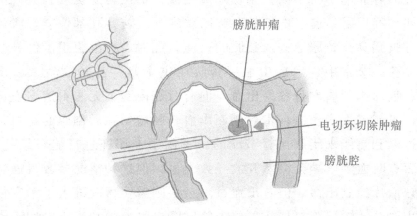

经尿道膀胱肿瘤电切术示意图

96. 哪些患者不适合经尿道膀胱肿瘤电切术？

严重尿道狭窄的患者电切镜无法进入膀胱，其他如因骨骼或肌肉疾病不能摆成截石位的患者均无法经尿道实施膀胱肿瘤电切术。手术前已经明确诊断为肌层浸润性膀胱尿路上皮癌、膀胱腺癌、膀胱鳞癌、膀胱憩室内癌或是脐尿管癌的患者也不适合选择此类手术。

97. 经尿道膀胱肿瘤电切术的主要并发症有哪些？

经尿道膀胱肿瘤电切手术是膀胱非肌层浸润性尿路上皮癌首选的治疗方法，患者大多希望接受此类手术。这种手术方式不仅疗效好，而且术后恢复快、活动及进食早。经尿道膀胱肿瘤电切手术是在电切镜下进行的，相关的手术风险有①膀胱穿孔：一些部位的肿瘤电切时不易控制切除深度或该部位容易诱发膀胱外的闭孔神经反射，此时电切易引起膀胱穿孔。若穿孔部位紧邻腹侧则有腹膜穿孔致尿液进入腹腔的可能，此时需行剖腹手术修补膀胱穿孔；②术中、术后出血：膀胱血供丰富，若肿瘤较大或多发，创面或肿瘤本身容易出血。但有时在内镜下无法看清出血部位，可能需手术止血；术后创面出血，肿瘤切除后创面的止血是通过电和热能来闭塞血管末端的，不像手术那样进行缝合结扎，术后有时血管末端会突然开放导致出血，但这种情况多数可通过保守治疗控制出血。但若出血过多过快则需要再次进入手术室进行止血；③输尿管口损伤：位于输尿管口附近的肿瘤行电切手术可能损伤输尿管口，术后可能引起输尿管口狭窄而导致肾积水。

98. 膀胱电切术后病理诊断是肌层浸润性尿路上皮癌，下一步应该怎么办？

事实上，多数膀胱癌通过术前膀胱镜、**活检**及影像学检查可以大致判断是属于肌层浸润性膀胱癌还是肌层非浸润性癌。但这不是绝对的，各种术前检查方法对判断肌层浸润还是非浸润方面都有不足。因此，确实存在术前判断为肌层非浸润性癌而电切手术后病理诊断为肌层浸润性尿路上皮癌的情况。由于肌层浸润性膀胱癌患者电切后有可能未能彻底切除肿瘤，所以治疗上需要再行全膀胱切除以达到根治肿瘤的目的。但对于高龄或强烈要求保留膀胱的患者在充分告知风险的情况下，可选择同步放、化疗或全身化疗，部分患者同样可以获得治愈的机会。需要指出的是部分放、化疗无效的患者，如果此时想要求做全膀胱切除，手术会很困难甚至无法手术。

99. 可以用激光治疗膀胱癌吗？

可以用激光治疗膀胱癌。但它仅适合于膀胱非肌层浸润性尿路上皮癌的患者，等同于经尿道膀胱肿瘤电切术的指征。目前主要有 $2\mu m$ 激光与大功率钬激光可以治疗膀胱肿瘤，不需开刀，也是通过膀胱镜来进行肿瘤切除的。相对而言，$2\mu m$ 激光手术对组织的凝固止血作用更好，出血更少。

100. 什么是膀胱部分切除术？

膀胱部分切除术是范围局限的浸润性膀胱癌的一种有效治疗手段，能全层切除膀胱肿瘤及肿瘤外正常膀胱壁组织以及切除

（清扫）盆腔周围肿大的淋巴结。因为整个肿瘤标本是完整切除的，所以病理医生更容易辨别肿瘤的浸润范围。该手术保留了患者的排尿功能和性功能，因此不影响手术恢复后的生活能力。该手术一般在硬膜外麻醉或全麻下进行，手术不涉及腹腔，一般不影响胃肠功能。

101. 膀胱部分切除术适合哪些膀胱癌患者？

拟做膀胱部分切除手术的患者，膀胱癌的肿瘤位置和大小必须合适。该手术方式有明确的指征：①孤立的局限的浸润性膀胱癌，并且周围正常的膀胱壁组织范围能够满足切缘可达到距肿瘤边缘1~2cm；②单靠经尿道膀胱肿瘤切除术不易彻底切除的肿瘤；③罕见类型的膀胱肿瘤，如膀胱憩室内癌、脐尿管癌等。多发的浸润性膀胱癌或伴发其他膀胱部位的原位癌的患者，以及膀胱颈部、膀胱三角区浸润性膀胱癌的患者不适合此项手术，因为很有可能肿瘤切除不净。

102. 膀胱部分切除术的风险有哪些？

膀胱部分切除的短期风险与普通手术是相似的，包括出血、感染、邻近器官损伤等。另外，可能会增加肿瘤播散的风险。因为进行膀胱部分切除手术时，首先需打开膀胱，此时尿液中混合癌细胞可能会污染切口。另外，切除膀胱肿瘤时肿瘤细胞也可能会脱落至切口，导致癌细胞在伤口残留并引起肿瘤复发。但从目前的临床实践看，若肿瘤切除后运用大量蒸馏水、生理盐水冲洗或运用化疗药物浸泡创面，基本可以解决切口残留的问题。伤口内化疗药物的浸泡是十分重要有用的，因为化疗药物可有效杀灭脱落的癌细胞，而且药物在短时间内很少从伤口吸收到血液中影响身体健康。膀胱部分切除手术的另一个风险是剩余膀胱壁组织出现肿瘤复发，这也是很多类型的肿瘤手术后存在的问题。所以这类患者术后仍需定期行膀胱镜及细胞学检测以监测肿瘤复发情况。

103. 切除部分膀胱后，膀胱容量足够吗？

膀胱部分切除术后，患者的膀胱容量肯定会缩小，但多数患者术后仍可储存一定量的尿液，并可正常排尿。若膀胱切除范围较大，术后患者短期内会有尿频、每次排尿量少的症状。但这是暂时的，膀胱的再生能力很强，术后通过一段时间的憋尿训练后往往可恢复到正常的容量状态。

104. 膀胱部分切除术后复发的肿瘤能行电切吗？

膀胱部分切除的肿瘤往往为高级别或肌层浸润性肿瘤，术后复查发现复发，复发肿瘤如为低级别肌层非浸润性尿路上皮癌，则可考虑再次电切手术，如仍为高级别肌层浸润性肿瘤，则需要行全膀胱切除。

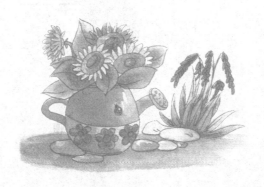

105. 什么是扩大性膀胱部分切除术?

　　扩大性膀胱部分切除术是脐尿管腺癌的主要手术方法。脐尿管腺癌位于膀胱顶部，切除范围要比膀胱部分切除手术广，并且需要进入腹腔操作。手术时需先找到脐尿管并向上分离至脐部切断或连脐一并切除，至少在距膀胱顶部肿瘤周边 2cm 处环行切开膀胱。手术需要将包括顶部膀胱壁、覆盖膀胱顶部和肿瘤外的腹膜、膀胱前间隙内的结缔组织以及脐尿管在内的组织整块切除。该手术疗效好，而且保留了膀胱排尿功能和性功能，手术恢复后不影响患者的生活能力。

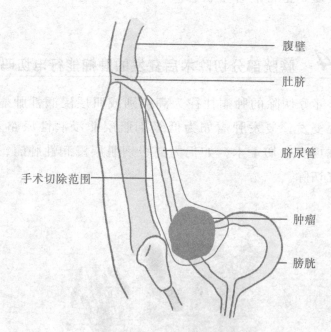

腹壁

肚脐

脐尿管

手术切除范围

肿瘤

膀胱

扩大性膀胱部分切除范围示意图

106. 什么是输尿管支架管，有什么作用？

输尿管支架管分为单J管及双J管，临床上应用较多为双J管。双J管又称双猪尾管（因两端卷曲，尾端形似猪尾巴而得名）。输尿管支架管是一个长软管，从肾脏延伸到膀胱，就像用于治疗动脉阻塞的心脏支架。由于其支撑及内引流的作用，泌尿外科经常用于治疗输尿管梗阻，防止术后伤口漏尿及预防输尿管与膀胱吻合口狭窄等。因该管不与外界相通，所以患者生活上不受影响。膀胱充盈时，猪尾管卷曲浮起远离膀胱壁。膀胱空虚时，卷曲部分经常会碰触膀胱壁造成膀胱刺激和痉挛。有些患者会因为支架肾脏末端的卷曲与肾脏碰触而感到腰痛。需要指出的是，随着时间的推移，任何外来的物质与尿液接触都会导致结石的发生。为了防止这种情况，输尿管支架管必须适时在膀胱镜下

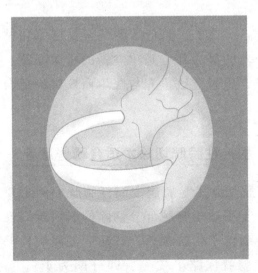

输尿管支架管在膀胱内形似猪尾巴一端的图像

去除或定期更换。

107. 什么是根治性膀胱切除术？

根治性膀胱切除包括三个步骤：①切除膀胱；②切除盆腔内的区域淋巴结；③重新建立排尿通路。对于男性患者，根治性膀胱切除通常还包括切除前列腺、精囊、部分输精管。而对于女性，则包括切除子宫、宫颈等（卵巢可能会被保留）。需要指出的是，男性患者若出现肿瘤侵犯尿道的情况则需一并切除全尿道。

手术的一个重要步骤是盆腔淋巴结清扫。盆腔内的区域淋巴结通常是膀胱癌最先转移的部位，切除这部分淋巴结并进行显微镜下病理检查可以判断肿瘤是否已向外周侵犯，从而预测肿瘤的复发风险和患者的**预后**情况，以便制订下一步治疗方案。对于刚刚出现区域淋巴结转移灶的患者，切除了这部分淋巴结就相当于获得了治愈。

虽然膀胱被切除了，但身体还是需要存储和排出身体产生的尿液。所以手术的最后部分是建立新的排尿通路。有多种不同的方案可供选择，患者应该事先与医生商议讨论适合自己的方案。

108. 根治性膀胱切除术适合哪些患者？

根治性膀胱切除术是肌层浸润性膀胱癌的主要手术方式。**适应证**主要有：①不适于膀胱部分切除的肌层浸润性膀胱尿路上皮癌患者，如肿瘤位于膀胱颈部、三角区的浸润性癌，还有巨大或多发的浸润性膀胱尿路上皮癌，即分期为 $T_{2\sim4a}N_{0\sim x}M_0$ 的浸润性膀胱癌患者；②高级别癌（T_1G_3）伴膀胱壁其他部位原位癌的患者；③非肌层浸润性膀胱癌术后多次复发或卡介苗治疗后复发的患者；④活检病理为膀胱鳞癌、腺癌的患者。

109. 哪些患者不适合做根治性膀胱切除术？

以下情况不适合行根治性膀胱切除术：①全身状况差，有严重脏器功能不全的患者（如有心脑血管疾病、肝肾功能不全等）；②已有远处转移的患者；③临床分期为 T_{4b} 期的浸润性膀胱癌的患者。

110. 什么是新辅助化疗？

新辅助化疗是指在实施局部治疗（如手术或放疗）前所做的全身化疗，目的是使肿块缩小及尽早杀灭看不见的转移细胞以利于后续的手术、放疗等治疗。早期肿瘤通常可以通过局部治疗的方法治愈，并不需要做新辅助化疗。晚期肿瘤由于失去了根治肿瘤的机会，通常也不采用新辅助化疗。新辅助化疗通常用于某些中期的肿瘤患者。先做化疗使肿瘤缩小，再通过手术或放疗等方法治愈肿瘤。新辅助化疗在卵巢癌、骨及软组织肉瘤、直肠癌、膀胱癌、乳腺癌和非小细胞肺癌等都有成功的例子。目前已成为肿瘤规范化治疗的重要组成部分，提高了中期肿瘤患者的治愈率。

111. 新辅助化疗有什么风险吗？

新辅助化疗是在患者手术之前进行的化疗。这个时期患者的一般情况都还比较好，对于化疗耐受也很好，严重的化疗不良反应发生较少，因此新辅助化疗一般不会对手术带来额外的风险，也不会明显增加手术的并发症。但是，新辅助化疗不是对所有患者都有效，部分患者对化疗并不敏感，在化疗期间肿瘤有增大可能甚至发展到无法接受手术治疗。更重要的是化疗过程会延迟手术时间，很有可能在治疗过程中就出现了肿瘤转移从而丧失手术治愈癌症的机会。

112. 新辅助化疗后患者什么时候可以接受手术治疗？

患者接受新辅助化疗后需要进行一系列影像学检查，重新评估能不能进行手术治疗。如果外科医生认为有手术可能性，则需待患者血象恢复正常后接受手术治疗，通常是在新辅助化疗结束后的第3~4周。如果采用抗血管生成的新辅助靶向治疗（如使用贝伐珠单抗），通常需要在**靶向治疗**停止后至少6周才能进行手术治疗，目的是减少术中出血，避免术后伤口不愈合的情况。

113. 什么是腹腔镜手术？

腹腔镜手术通过体表一小切口插入套管，将特制的手术工具置入腹腔内，通过器械上的摄像头提供手术视野画面，让手术医生通过显示屏观察手术区域进行手术。

腹腔镜手术的目的在于最大限度地减少切口大小以及手术过程中的组织损伤，从而达到减少术中失血，减轻术后疼痛，早期恢复工作或正常活动的目的。

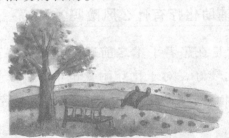

114. 通过腹腔镜可以行根治性膀胱切除术吗？

当然可以。腹腔镜下根治性膀胱切除的**适应证**与开放手术基本一样，但患者若有腹腔手术史则往往不适合腹腔镜手术，并且曾做过膀胱癌膀胱部分切除的患者也需要做开放手术。

与开放手术相比，腹腔镜手术具有失血量少、术后疼痛较轻、恢复较快的特点，但在手术时间上并不明显优于**开放性手术**，而且腹腔镜手术对术者的操作技巧要求较高。但随着经验的积累及腹腔镜技术的进步，手术时间也在明显缩短。近来机器人辅助的腹腔镜根治性膀胱切除术可以使手术更精确和迅速，并可进一步减少出血量。

115. 什么是机器人手术？

机器人手术是人类腹腔镜技术发展的产物。腹腔镜手术有时操作比较困难，因为普通腹腔镜器械是长条状的，而且不能弯曲，所以术中有时器械够不到一些区域。机器人手臂灵活，取代了原来的腹腔镜器械后可大大降低操作的难度，缩短手术时间。

但机器人不是自动的，手术是由操控室里的手术医生操作机器人手臂完成的。在美国，通过机器人完成前列腺癌根治性切除术已经比较成熟，中国现在仅有几家医院开展这一项目，总体上还处于临床应用的初期阶段。

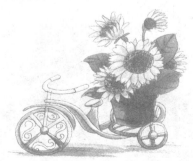

116. 对接受过盆腔放疗的膀胱癌患者是否仍能做根治性膀胱切除术？

这方面国内经验还不多，国外也只有少数医院可以完成此类手术。主要问题是，腹部或骨盆的放疗（如卵巢癌、前列腺癌、膀胱癌等放疗）会使局部组织相互粘连，正常解剖关系破坏，手术过程中容易损伤肠管或血管，所以根治性膀胱切除手术更为困难。此外，放疗会降低相应区域的身体愈合能力导致手术并发症的发生率升高，并且尿流改道步骤是否能继续选用小肠术前难以确定，因此大大增加了手术风险。

117. 高龄患者可以承受根治性全膀胱切除术吗？

这是大多数患者及家属都会关心的问题。高龄患者常会伴随身体其他疾病，如高血压、糖尿病、心脏病等，全膀胱切除的手术时间长、术中术后出现的并发症多，因此手术风险大。但高龄患者也不是完全禁行膀胱切除手术。虽然高龄患者手术并发症发生的风险会增大，但如患者一般情况良好，是可以与医生讨论这一手术方案的。有时根据需要可分两次进行手术，第一次先建立排尿通路，该手术对机体打击相对小，待恢复后再行第二次手术切除膀胱。虽然经历了两次手术，但手术的总体风险比一次直接行全膀胱切除+尿流改道小，实际应用中也有很多成功的经验。

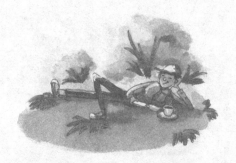

118. 根治性全膀胱切除术有哪些风险？

根治性全膀胱切除是泌尿外科中的大手术。与一般手术不同，高达 1/3 的手术患者术后或多或少会发生一些并发症，有轻有重，所以患者术前应该向主管医生详细描述身体状况。毋庸置疑的是年轻、强壮的患者比年老、体弱、基础病多的患者术后发生并发症的情况轻和少。

（1）心脑血管意外：全膀胱手术往往需要 6～12 小时，在此期间，患者的心脏负荷较平时明显增大。大多数人心脏能力储备能够达到这种要求，但也有少数患者会出现心力衰竭和心脏病发作的情况。手术医生和麻醉医生会在手术前评估患者的身体状况以防手术过程中出现突发情况。

（2）麻醉意外：手术过程中患者处于全身麻醉的状态下，并被插入气管导管进行机械辅助呼吸。手术结束后会拔除气管导管让患者恢复自主呼吸。拔管前呼吸功能需要有一定的恢复，但一些患者呼吸功能较差（如患者患慢性阻塞性肺疾病、哮喘、肺气肿等），此时拔管等待时间会适当延长，有时甚至需要去 ICU 监护病房观察。

（3）出血：任何手术都有出血的危险，但很多根治性全膀胱切除患者甚至需要输血以弥补血液的损失。

（4）感染：术后最常见的感染是肺炎和伤口感染。大多数肺炎可以用抗生素控制，但一些严重的情况下可能需要呼吸机辅助。一般伤口感染是能控制的，可以稍微打开切口放入引流条引流，再结合抗生素的使用。如果出现脓肿，则需要放置引流管引流出脓液。

（5）邻近器官的损害：手术过程中应尽可能保护周围的正

常组织、器官。但偶尔会损伤一些正常脏器，如直肠、血管等，并且有些损伤术中难以发现或确认，可能等到手术后一至两天身体出现症状后才会被发现。此时可能需要再次进行手术修复损伤。

（6）肠管损伤：手术过程中会用一段小肠取代膀胱作为储尿器官，剩余的小肠断端需要重新对接缝合。这是复杂又精细的操作，偶尔术后会有一部分患者出现吻合部位泄漏或梗阻的情况。这时可能会需要再次手术解决，但轻微的通过保守治疗也可解决这个问题。另外，手术后组织修复后形成的瘢痕组织有时会在术后造成肠梗阻。

（7）漏尿：被作为膀胱替代物的那段小肠也需要缝合，同样会出现愈合不良的风险。手术后常规会放置引流管，一旦发生漏尿，一般可保守治疗待其慢慢修复，但情况严重的需要再次手术修补。

（8）血栓形成：当血液凝块发生在大、小腿或骨盆的大静脉时称为深静脉血栓形成。这些血凝块形成后可能会出现一侧腿肿和疼痛。最危险的也是致命的情况是深静脉血栓脱落并随血流到达肺部堵塞肺血管造成肺栓塞。

（9）性功能障碍：女性常常会感到性欲下降或阴道干涩，这是由于体内激素变化的关系。可能同时会出现性交疼痛，尤其是术后早期。男性术后可能会出现勃起功能障碍，部分患者难以恢复。

119. 什么是盆腔淋巴结清扫术？

盆腔**淋巴结清扫术**是指清除最有可能存在膀胱癌转移的淋巴结。淋巴系统由一系列小管道组成，负责回收体内组织间隙的组织液。癌细胞往往也可通过这些渠道转移到膀胱外，并在淋巴结定居生长形成癌灶。若只有这些淋巴结存在转移而无远处转移，那么切除膀胱的同时也切除膀胱周围引流通路上的相关淋巴结就能达到治愈肿瘤的目的。术后医生会根据淋巴结清扫范围及淋巴结有无转移情况对患者的病情做出进一步判断，以帮助制订接下来的治疗方案。

120. 盆腔淋巴结清扫手术有什么风险？

在行根治性全膀胱切除时，盆腔淋巴结清扫肯定增加了手术时间，虽然不会明显增加手术风险和术后并发症的发生率。但可出现与盆腔淋巴结清扫相关的并发症：①少数情况下，漏出的淋巴液会聚集形成淋巴囊肿，囊肿非常大或者出现感染时需要引流；②术中可能出现闭孔神经的损伤。闭孔神经支配大腿的一部分肌肉，这部分肌肉称为缝匠肌，是我们使用缝纫机踏板时起主要作用的肌肉。有了它的支配，开车时我们就能将脚从油门换到刹车上。闭孔神经损伤后可能导致大腿内收运动困难；③最后，因为盆腔淋巴结紧紧包裹在动脉和静脉周围，所以盆腔淋巴结清扫很可能会损伤盆腔内的动脉或静脉。

121. 根治性膀胱切除术后需要多长时间恢复？

根治性膀胱切除及尿流改道手术是一个比较复杂的外科手术，手术时间长达数小时，所以术后恢复需要比较长的时间。手术后肠道功能往往短期内是不正常的。通常需要数天时间才能恢复肠道功能。在这段时间内，医生会放置鼻胃管引流胃内液体，以免胃液液体积聚导致呕吐。出现正常排气（放屁）通常是肠道功能开始恢复的标志，此时可以拔除胃管。一旦肠道开始排气就可尝试进食流质饮食，如水、果汁等。

手术后一至两天，患者可以尝试在家属帮助下起床活动。下床前先在床上坐会儿，随后慢慢尝试下床站立，若无头晕等不适则可在病房内走动或可在家属的陪伴下在走廊里走动。医生也会根据患者的情况安排下床活动时间，同时也会给予患者静脉滴注高营养液体及抗菌药。

最初患者可能会感到容易疲劳和睡眠时间增多，因为此时身体正使用大量的存储能量进行自我修复，并且手术后的几个星期内应避免重体力活动。手术后1个月左右，患者基本恢复，此时可以逐渐恢复日常生活。

122. 根治性膀胱切除后对男性性功能有何影响？

据统计，40~70岁的正常男性约50%存在勃起功能障碍，这是一个非常普遍的男科问题。男性膀胱癌患者根治性膀胱切除范围包括前列腺和精囊，并且紧邻前列腺并且支配阴茎勃起的细小神经也容易同时被切除，所以术后勃起功能障碍的情况很常见。近几年来，保留神经血管束技术的应用在一定程度上保护了支配阴茎的神经，术后勃起功能有可能会恢复。

前列腺和精囊负责产生精液，因此手术后性高潮时会没有射精。此外，由于手术中会切断输精管，所以也不会有精子排出。这相当于做了绝育手术，术后是没法通过性交怀孕的。因为睾丸仍可不断产生健康的精子，所以通过人工授精技术还是可以生育的。

膀胱全切后出现勃起功能障碍时不必过于紧张，部分情况可能是心理上的，通过治疗完全可以恢复。即使为生理上的问题，目前也有多个治疗手段，如药物、手术等。

123. 根治性全膀胱切除后有人造膀胱吗?

这是一个很重要的现实问题。最理想的情况是用人造膀胱替代之前的自身膀胱，但目前还没有发现能够长期与尿液接触的材料。之前研制的试验品接触到尿液后会引发容器内结石产生，甚至一个小线头都会导致结石的形成。所以在找到合适的材料前医生们只能被迫使用患者自身的器官或组织来替代被切除的膀胱。目前最好的选择是用一段小肠来替代膀胱。

124. 尿流改道术后患者的尿液从身体哪里排出?

尿液从身体里出来，医学上称为尿流改道。可以将引流管放入肾脏引流或行输尿管腹壁造瘘引流，但这些只是短期应急方案，不是长久之策。可以选择将输尿管连接到结肠，让尿液从肛门排出。这方案过去曾经使用了很多年，主要好处是患者可以自己控制排尿时机，但后来发现结肠癌的发生率会明显增加，这可能于尿液与粪便混合有关系。现在这种方式已经很少应用了。目前，大多数泌尿科医生会给患者提供以下两个选择:

第一个被称为回肠膀胱术，也是目前尿流改道方案中最简单的方式。这种方式采用一段小肠充当储尿器官。小肠的一端连接输尿管，另一端则通过腹壁开口于外界相通，尿液经皮肤排出体外，并在体外连接集尿袋接收引流尿液，但需终身佩戴集尿袋。患者需要每隔4~6个小时将尿袋中的尿液倒掉。这种尿袋极易隐藏在衣服里，不易被别人发现，虽然需要一点时间来适应，但它并不会明显干扰患者的正常活动。

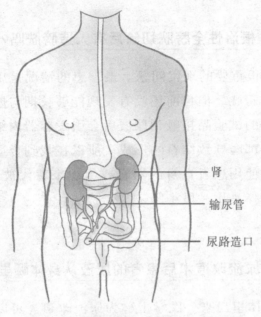

肾

输尿管

尿路造口

回肠膀胱术示意图

第二种选择较为复杂，称为膀胱重建（新膀胱）。也同样需要一段肠管建立储尿容器，而且比前种手术所需要的小肠更长。与前种手术不同的是通过肠管建立的储尿容器的最低端直接连接到原先的尿道上。这种手术患者可恢复正常的排尿功能。虽然这是一个很好的解决方案，但并不适合每一位患者。由于肠道制作成的新膀胱不能像正常膀胱一样收缩，所以无法自行挤出尿液。患者必须通过挤压腹部使腹腔内压力增大来排尿。而且新建立的膀胱没有自控机制，新膀胱内有无尿液患者也无法感知，所以一些患者术后会出现尿失禁的情况，夜间更为明显，对患者的生活有一定的影响。

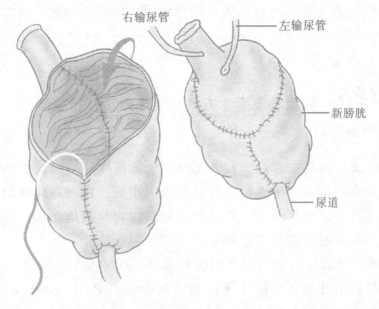

右输尿管　　左输尿管

新膀胱

尿道

利用小肠制作新膀胱，与尿道吻合完成膀胱重建手术示意图

125. 如何选择适合自己的尿流改道方式？

尿流改道术尚无标准手术方案，目前有多种方法可选，包括不可控尿流改道、膀胱重建等。手术方式的选择需要根据患者具体情况（如基础疾病、生活方式、动手能力、行动能力、盆腔手术及放疗史、肾功能以及肿瘤本身的情况等），并结合患者的要求及术者的经验认真选择。泌尿外科医生术前需与患者充分沟通，告知患者尿流改道的各种手术方式及其优缺点，取得一致意见后再决定尿流改道方式。保护肾功能、提高患者生活质量是治疗的最终目标。在选择尿流改道方式时，最重要的是患者要跟医生进行深入讨论。膀胱重建（新膀胱）手术一般适合于年纪较轻、身体情况较好的患者。因为它需要患者学习另一种排尿的方式，并且排尿需要具备一定程度的体能。对于行动受到限制的患者这种手术方案是不合适的，终身佩戴集尿袋的回肠膀胱术则比较适合。

126. 尿流改道手术方式患者选择了回肠膀胱术，如何看待腹壁造口？

回肠膀胱术在腹前壁右侧会有一个乳头样开口，尿液从此口流出后会再流进一个专门设计的尿液收集袋。白天造口收集袋可以定期排空；到了晚上，造口收集袋可以再接其他尿袋，这样夜里就不需要起床清空收集袋了。

术前患者往往会有以下忧虑和关注：①术后会在多大程度上改变患者的外观；②尿袋透过衣服会被看出来吗，会被闻到吗？③尿液收集袋会漏吗？

全膀胱切除手术的腹部切口愈合后外观就像在腹部中央画的一条细铅笔线。如果通过腹腔镜进行手术，切口会更小。尿液收集袋由两部分组成：造口底盘和造口收集袋：①造口底盘中间有造瘘口大小的圆洞，底盘可紧紧粘贴在造瘘口周围的正常腹壁皮肤上；②造口收集袋通过封口条与底盘相连。造口底盘及造口袋是扁的，很容易隐藏在衣服里，除非造口收集袋内尿液非常多或衣服很紧，否则是不易被别人发现的；③一般情况下，尿液收集袋不会发生泄漏，但如造口底盘没有及时更换，或者如果没关闭造口收集袋底部阀门，就会发生尿液泄漏。

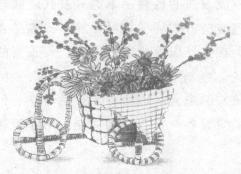

127. 手术结束后会发生哪些事情？满足什么条件患者才能送回病房？

手术的结束并不意味着麻醉作用的消失和主要生理功能的完全恢复，并且手术麻醉期间已发生的循环、呼吸、代谢等功能的紊乱也不可能立刻纠正，所以麻醉后仍有发生各种并发症的危险。麻醉、手术后的患者仍需要由经过专业训练的医护人员在麻醉恢复室进行精心治疗、护理，以便及时处理麻醉后出现的恶心、呕吐、疼痛、血压过高或过低等情况。全麻患者必须在完全清醒（意识清醒、肌力恢复）并且各项重要**生命体征**平稳后才能送至病房。对于病情危重的患者，术后还需要持续监护甚至送重症监护病房治疗。

128. 什么是麻醉恢复室？

麻醉恢复室又称为麻醉后监测治疗室，负责对麻醉后患者进行严密观察和监测，直至患者的**生命体征**恢复稳定。恢复室紧邻手术室，便于麻醉医生或外科医生对患者的观察及处理，如发生紧急情况也便于送往手术室进一步治疗。手术与麻醉都会在一定程度上扰乱人体的正常生理，特别是对那些术前一般情况较差、经受了全身麻醉或大型手术的患者。手术后患者如存在麻醉未醒、呼吸循环功能不稳定等需要持续监护的情况，将被送入麻醉恢复室。麻醉恢复室内配备有专门的麻醉医生、麻醉护士及齐全的设备，能实施及时有效的监测和抢救，使患者顺利度过手术后、麻醉后的不稳定时期，保障患者的安全。

129. 什么样的患者术后需要到重症监护室监护？

重症监护病房又称 ICU，是英文 intensive care unit 的缩写，原意为加强护理单位。重症监护病房是利用各种各样的现代化设备及先进的治疗手段（如呼吸机、监护仪、输液泵、起搏器、冰毯、胃肠道外营养等治疗手段），对各种各样的危重患者进行非常密切的观察并用特殊的生命支持手段，以提高这些患者存活机会的一个特殊治疗护理病区。ICU 收治对象：原则上为各种危重的急性或慢性可逆性疾病患者。主要包括①各种复杂大手术后患者，尤其术前有合并症（如合并心脏疾病、糖尿病、高血压等）或术中**生命体征**不稳定者（如循环呼吸不稳定、大出血以及手术创伤比较大可能出现并发症的患者）；②心、肺衰竭的患者；③各种类型的休克；④严重心律失常的患者；⑤严重感染、败血症、感染性休克等**生命体征**不稳定的患者；⑥器官移植术后患者；⑦各类急性脑功能障碍危重期的患者；⑧营养及水、电解质及代谢严重失衡的患者；⑨各种原因心脏、呼吸骤停或心肺复苏后需进一步生命支持的患者；⑩其他危重症需 ICU 监测和治疗的患者等。

130. 全身麻醉结束后患者醒来时会有什么感觉？

一般全麻恢复时，由于麻醉药物的作用还没有完全消失，可能会嗜睡，会有伤口疼痛或咽部不适，留置导尿管者可能因尿道刺激而有尿意等。通常麻醉医生在术前访视时会嘱咐患者如果手术后麻醉恢复时出现以上情况如何配合医生解决不适，如果有伤口疼痛或尿液从导尿管旁流出可告诉医生，给予合适剂量的镇痛药缓解。

131. 术后患者伤口疼痛怎么办?

术后伤口疼痛是许多患者最担心的问题之一。伤口疼痛是人体应激反应的一个重要表现,是一种正常的生理、心理活动。疼痛的程度与伤口大小、手术部位等有关,与人的焦虑情绪也密切相关,焦虑情绪越严重,机体的**痛阈**越低,心理上高度恐惧的患者对疼痛的敏感性增高。由于每个人对疼痛的敏感性不同,疼痛的程度因人而异。但是,随着医学的发展,已经可以解除或减轻患者术后疼痛。通常有两种方法减轻伤口疼痛:一种方法是在静脉或硬膜外腔留置手术后镇痛泵注药,该方法可以持续、平稳地减轻疼痛,但部分患者有较明显的头晕、恶心等不适;另一种方法是在疼痛剧烈时肌内注射镇痛药,该方法镇痛效果好,但持续时间短,通常可持续 2~4 小时。疼痛最明显的是手术后 48 小时内,以后渐渐缓解。手术后常用的止痛药都有不同程度的抑制肠胃运动的不良反应,会影响患者下床活动的恢复,但短期使用不会产生依赖性。

132. 术后疼痛对患者有什么影响? 常用的术后镇痛方法有哪些?

术后疼痛可引起患者心率增快、血压升高等症状;患者还可因疼痛无法或不敢用力咳嗽,可能会导致肺部并发症;疼痛导致的胃肠蠕动减少会使胃肠功能恢复延迟;疼痛造成的肌张力增加、肌肉痉挛、限制机体活动等会促使深静脉血栓的形成;疼痛还可导致失眠、焦虑、恐惧等情绪障碍。手术后疼痛控制不佳是发展为慢性疼痛的危险因素。

目前常用的术后镇痛方法是放置术后自控镇痛泵。术后自控镇痛泵给药途径有三种：①经静脉途径：通道接在静脉内给予镇痛药；②经硬膜外途径：通道接在硬膜外腔给药；③经皮下或经神经根途径：通道接在皮下或神经根给药。一般无需借助手控开关，自动开关给药即可满足患者需求，个别**痛阈**较低的患者可加用手控开关，根据疼痛的程度患者可自行按压手控开关增加镇痛药物的剂量。手术后自控镇痛泵更容易维持最低有效镇痛药浓度，且给药及时、迅速，基本解决了患者对止痛药需求的个体差异，有利于患者在任何时刻、不同疼痛强度下获得最佳止痛效果。

133. 镇痛药物会不会影响术后患者伤口的恢复？

患者往往担心术后应用镇痛药会影响术后恢复以及使用镇痛药会成瘾。其实这种担心是不必要的。术后良好的镇痛状态能帮助患者恢复，缩短住院时间，也有助于减少外科并发症的发生。镇痛药不会影响伤口愈合，在一定程度上反而可促进伤口恢复。

134. 术后使用镇痛药有哪些不良反应？

使用镇痛药后患者一般无明显不良反应。有些患者会出现恶心、呕吐等胃肠道症状，有时还会出现皮肤瘙痒、嗜睡及过敏等反应，但一般程度均较为轻微。现有很多药物和方法可以用来预防和治疗这些不良反应，患者不必紧张。

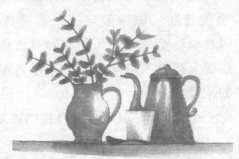

135. 术后出现躁动怎么办？

全麻手术后由于各种原因（麻醉药物的残余作用、疼痛刺激、导尿管刺激、术前过度紧张焦虑等），有些患者可能会出现情感波动、躁动不安等，这时家属应该配合医务人员做好患者的身体固定工作以防跌落或碰伤。同时应尽量安抚患者，并注意观察异常情况以便及时向医生、护士汇报，一般需要有专人陪伴在患者身边直到完全清醒。

136. 术后出现恶心、呕吐与麻醉有关吗？

患者麻醉中应用的一些药物会导致术后恶心、呕吐，女性患者发生率要高于男性。部分肿瘤患者术中会在病变部位（盆腔或腹腔内）预防性地应用一些化疗药物，这也会导致术后的恶心、呕吐。预防性应用镇吐药物会减少发生率，也会改善恶心、呕吐的症状。

137. 手术后患者为什么会发热？

通常在手术后 3～5 天内，患者体温会有轻、中度的升高，通常在 38℃ 左右。这是机体对手术创伤的一种正常反应，一般不需要特殊处理。如果体温高于 38℃ 或患者对体温升高感觉明显不适，可先给予温水擦浴、酒精擦浴、冰袋冷敷等方法进行物理降温。一般在手术 3～5 天后体温可以逐渐恢复正常。但如果术后体温升高持续不降或术后体温恢复正常后又升高，则有可能发生了切口感染或其他并发症，出现这种情况医生会查找原因，并进行相应的处理。

138. 手术后有必要请护工吗?

护工是在医院受雇担任患者生活护理的人员,协助护士对患者进行日常生活的照顾,也称作护理工。合格的护工比起一般的保姆具有更专业的护理知识和技能,能够对患者进行专业的康复护理。护工一般要学习基本护理、康复护理及特殊患者的生活护理等知识和技能培训,其中包括观察血压、脉搏、体温、呼吸等**生命体征**和口腔、会阴、皮肤、压疮的护理,为患者进行营养配餐、患者在床上肢位摆放、对患者进行心理辅导及一些常用康复器械的使用等一整套专业知识。如果患者手术后需要专职的生活护理人员可以考虑聘用护工。

139. 如何帮助患者术后尽快康复?

近年来,一些欧美国家极力推广一种称为快速康复外科的理念,患者住院时间明显缩短,显著改善了患者术后康复速度,使得许多疾病的临床治疗模式发生了很大的变化。

快速康复外科是指在术前、术中及术后应用各种已证实有效的方法减少手术应激反应及并发症的发生,加速患者术后的康复。许多措施已在临床应用,如**围术期**营养支持、重视供氧、不常规应用鼻胃管减压、早期进食、应用生长激素、微创手术等。快速康复外科一般包括以下几项重要内容:①术前患者教育;②更好的麻醉、镇痛及外科技术以减少手术应激反应、疼痛及不适反应;③强化术后康复治疗,包括早期下床活动及早期肠内营养。重点在于鼓励患者尽快恢复正常饮食并及早下床活动。术后患者不应该长期卧床休息，因为这将增加肌肉丢失、降低肌肉强度、损害肺功能及组织氧化能力、加重静脉淤滞甚至导致血栓形成。

140. 家属在患者术后需要做点什么？

为了减轻和消除手术给患者身心带来的创伤，使患者尽快恢复正常生活及工作，在护理过程中，往往需要患者家属、亲友的配合及参与才能获得更好的效果。以下方面患者家属都能积极发挥作用：

（1）心理护理：积极安慰和鼓励患者，认真倾听患者的倾诉，给予支持和理解。帮助患者分散注意力，使患者放松情绪，如按摩、锻炼、听音乐等。保持环境的整洁舒适，并始终陪伴在患者身旁。对有疑虑的患者，家属可配合医生讲解治疗的重要性，助其疏导心理。

（2）手术切口的护理：保持局部的清洁和卫生，避免伤口感染，伤口拆线前尽量避免碰撞挤压。发现伤口有感染、化脓、流血等情况时，应及时与医护人员沟通。

（3）各种引流管的护理：注意引流管是否通畅，在患者翻身或下床活动时则应固定好引流管，防治其脱落。当发现引流量、色、质发生变化时及时告知医护人员。

（4）饮食护理：术后饮食应严格遵守医务人员的嘱咐。消化道术后等胃肠道功能恢复后开始进食，饮食初期应为流食、半流质饮食，如牛奶、稀饭、藕粉、红枣粥、肉汤等，继而是易吞食、易消化、营养丰富的软食，如面包、馄饨、面条等，配以肉、鱼、蛋、豆制品、蔬菜、水果等。部分虚弱或胃肠功能不足者应采用少量多餐的方式。部分患者可根据需要给予**要素饮食**。

（5）早期活动：术后活动可以分床上活动和离床活动两种。床上活动主要是为患者翻身、拍背、按摩腿部或进行上下肢活动，为带有输液管或其他导管的患者翻身时，应注意保护好导管，以免扭曲、折叠、脱落；离床活动应在患者病情稳定后进行，在护士或陪护家属的协助下，先让患者在床边坐几分钟，无头晕不适者，可扶着患者沿床沿走几步，情况良好时，可进一步在室内慢慢走动，最后再酌情外出散步。

（6）保持口腔清洁卫生，预防并发症发生，刷牙或漱口是保持口腔清洁常用的方法。

141. 手术后患者该如何与医护人员配合，以利于身体的康复？

癌症和其他疾病一样，有相当数量的患者是可以治愈的。对癌症不要过分恐惧和悲观，这不但无助于治疗，相反，由于精神过度紧张和焦虑，寝食不安，会降低机体的抵抗力，对术后恢复不利。既然手术已经成功，手术后患者更应放下思想包袱，吃好、睡好，增强自身的抵抗力。

针对癌症的手术通常是需要在全麻下进行，麻醉过程中需要在气管内留置导管，所以，手术后痰液可能会比较多，为防止呼吸道感染，要尽量把痰液排出。

饮食方面也要做到荤素搭配，多补充蛋白质、维生素、矿物质等，使摄入的营养比消耗的多，以提高机体的抗癌能力。如果医生没有提出特别要求，原则上不必忌口，多吃富于营养的食物，如肉、鱼、蛋、豆类、谷类等，尤其要多吃新鲜蔬菜和水果，因其中含有丰富的维生素C，对抗癌有一定的作用。不要吸烟，不要喝酒，不吃酸、辣等刺激性的食物，不吃过冷或过热的食物。

由于治疗癌症的手术常常是切除或部分切除了某个脏器，对生理功能损伤往往较大，因此，恢复时间可能会较长。伤口愈合后，应适当进行锻炼，原则是量力而行，循序渐进，持之以恒。

142. 什么是下肢静脉血栓？

血液在腿部的静脉内不正常地凝结、阻塞管腔，导致静脉回流障碍，就是下肢静脉血栓。由于部分手术时间长，术后患者需卧床，手术挤压和损伤腹部和盆腔的一些血管壁，影响腿部静脉血回流入心脏等，这些都是手术后容易发生下肢静脉血栓的原因，另外，还有一些原因容易导致下肢静脉血栓的形成，如恶性肿瘤、肥胖、血栓史、下肢静脉曲张、老年人、留置中心静脉导管等。

143. 下肢静脉血栓有什么危害？

下肢静脉血栓应早预防、早发现、早治疗。下肢静脉血栓如不及时治疗或治疗不当，可致患肢功能部分或完全丧失而致残。如果发生栓子脱离原发部位，则可引起急性肺栓塞而危及生命。

144. 下肢静脉血栓会有哪些表现？

可能出现的一般症状包括①肿胀，发生血栓的一侧下肢可能会出现不同程度的水肿，有时水肿程度不严重，需要用卷尺测量才能发现；②疼痛或压痛，按压血栓部位时患者会感觉疼痛；③静脉曲张，由于静脉血液回流受到阻碍，致使出现浅静脉的曲张，一般发生在血栓形成后的 1~2 周。并非所有下肢静脉血栓患者都会有明显的、典型的症状。静脉血栓发生在腿部静脉不同的部位，患者表现出的症状也有所不同。

145. 有什么方法可以预防下肢静脉血栓吗？

目前预防下肢静脉血栓的方法包括机械性预防和药物预防。机械性预防包括：按摩、弹力袜等，主要是通过促进下肢的血液循环来预防下肢静脉血栓；药物预防是指通过应用一些抗凝药物预防下肢静脉血栓形成，如注射低分子肝素。医护人员会根据患者发生静脉血栓的可能性大小来决定采取不同的方法。

146. 如何正确有效地穿弹力袜呢？

弹力袜，又称抗血栓梯度压力带，能有效预防术后下肢深静脉血栓。原理是从脚踝往上到大腿根部，有逐级递减的压力，利于下肢血液回流。正确穿着和保养弹力袜，才能有效发挥其抗血栓的功效。

（1）护士根据患者体型选择合适尺寸的袜子。弹力袜分两种长度，一种是腿长型，适合卧床的患者；一种是膝长型，适合能够下地活动的患者。手术后的患者，根据病情由腿长型逐渐过渡到膝长型。

（2）手术当天早晨，护士为患者穿好腿长型弹力袜，再送患者去手术室；或者手术后回病房，立即为患者穿上弹力袜。二者效果无差异。

（3）早上起床前，躺在床上穿袜子；如已起床，让患者重新卧床，抬高下肢10分钟，使静脉血排空再穿。保证穿好的弹

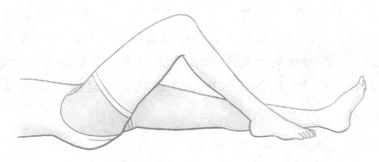

腿长型弹力袜示意图

力袜平整无皱褶。

（4）每天可以脱下弹力袜两次，建议早晚各一次，检查下肢皮肤情况；但每次脱袜时间不能超过 30 分钟，休息活动片刻后请再次穿上弹力袜。经常检查袜子有无皱褶、滑落，以免影响效果，甚至增加发生血栓的危险。

147. 手术后患者为什么要进行早期活动？

由于手术创伤的打击，精神和体力的消耗，加之有的患者害怕起床活动会影响伤口愈合，一般患者手术后都愿意静卧休息。其实，早期活动可使患者机体各系统功能保持良好的状态，预防并发症的发生，促进术后身体的康复，那么早期活动有什么好处呢？

早期活动可以增加患者的肺活量，促进呼吸和肺扩张，可减少肺炎、肺不张的发生；促进血液循环，防止下肢静脉血栓形成；避免因肢体肌肉不活动导致的肌肉萎缩；促进胃肠蠕动和排气，减轻腹胀和便秘；促进膀胱功能恢复，避免排尿困难；活动还可以增进患者食欲，利于身体康复。

手术后当天，患者即可在床上进行深呼吸、四肢屈伸等活动，并在他人协助下翻身。次日可在协助下于床边扶坐，无不适可扶床站立，室内缓步行走。活动时要掌握循序渐进、劳逸结合的原则，逐渐增加活动范围和活动量。避免没有准备突然站立。感觉头晕、心慌、出虚汗、极度倦怠时应及时休息，不可勉强活动。

148. 什么是清流食、流食、半流食和软食？

清流质饮食是一种限制较严格的流质饮食，包括水、米汤、稀藕粉、果汁、蛋花汤等。

流质饮食（流食）是食物呈液体状态，包括有稠米汤、豆浆、牛奶、菜汁、蒸蛋羹、酸奶、清鸡汤、清肉汤等。

半流质饮食是一种半流质状态，纤维素含量少，容易咀嚼和消化，营养丰富的食物，包括粥、面条、蒸鸡蛋、豆腐脑、碎菜叶、肉末、鸡丝、虾仁等。

软质饮食是指质软，粗硬纤维含量少，容易咀嚼和消化的食物，包括软米饭、馒头、包子、面条和各种粥类。肉类应剁碎，菜应切细。蛋类可用炒、煮和蒸等方法。水果应去皮，香蕉、橘子、猕猴桃等均可食用。

149. 术后近期饮食注意事项有哪些？

手术过后的饮食非常重要，稍有不慎不仅会影响患者的康复，还可能带来更多的损害，因此，手术后保持营养的均衡是非常重要的。外科手术过程中一般都有出血或组织液渗出，因此很可能会造成贫血及低蛋白血症。同时，疼痛、创伤及手术中的刺激会导致营养物质消耗的增加。所以手术后通过饮食保持营养均衡是术后伤口愈合、体质恢复所必需的。

在食物的选择方面有三个注意事项：

（1）保证饮食的多样性：手术后要多进食营养价值比较高、清淡又容易消化吸收的食物，尤其是**优质动物蛋白质**；其次是补充微量元素，尤其是锌与钾。锌是化学反应中的媒介，在促进蛋白（尤其是胶原蛋白）的合成中起重要作用；再次是各种维生素及纤维素的补充。它们可以增加抗感染的能力，而维生素A、维生素C、维生素E还可以促进伤口愈合；要避免食用猪油、动物内脏、鳗鱼，少吃肥肉及含胆固醇较高的海鱼等，要避免烟、酒及浓茶等。

（2）根据手术类型与患者病情选择食物：不同的手术类型在选择食物时有不同的侧重点。消化系统手术后饮食宜清淡和细腻，应考虑利于胃肠道的功能重建和恢复，一些蛋白粗纤维或植物粗纤维则应慎重摄入；术后一天内，不宜进食牛奶、豆浆等易胀气的食物。能正常进食时，应给予熟烂、嫩、软、少渣以及营养搭配合理的食物。切忌为让患者增进食欲而投其所好，进食辛辣、富含脂肪或煎炸的食物。妇科手术后宜选择性温热的食物，来促进体力恢复、活血化淤，以及促进子宫收缩。可用牛肉、鸡肉、鸽肉等高蛋白动物性食物为主料，适量减少碳水化合物的比例。

（3）根据术后时间选择食物：多数患者手术后2~3天开始恢复肛门排气，表明肠道的功能开始恢复。早期进食和活动可增进肠道蠕动的恢复。如无特殊情况，排气后可进流质饮食（粥、汤水等），一般饮食第一阶段开始以清流食为主，如米汤、藕粉、果汁、蛋花汤等，随病情稳定进入第二阶段，改为流食，如牛奶、豆浆等；第三阶段改为半流食，如粥等；第四阶段就可以进食软饭或普通饭了。

150. 患者术后什么时候可以开始进食？

手术后饮食是否恰当关系到患者是否能够顺利恢复，手术后何时开始进食，采取何种饮食为宜，要根据患者具体情况而定。过早进食可能引起并发症，但进食过迟也是有害无益的。手术后进食时间根据恢复情况而定，可分为两种情况：

（1）消化道手术：如无胃肠切除、吻合或破裂修补，一般术后 24~48 小时禁食并保留胃管；第 3~4 日肠道功能恢复，肛门排气（放屁）后，可按医嘱开始进少量流质饮食，然后逐渐增加至全量流质饮食；第 5~6 日开始进半流质饮食。对有胃肠吻合或有破裂口修补者，为慎重起见，应该把上述进食次序推迟 1~5 日进行。

（2）非消化道手术：应视手术大小、麻醉方式和患者情况决定开始进食时间。在局部麻醉下做的小手术，如手术后无明显恶心、呕吐、腹胀、腹痛等不适，可在手术后立即进食。腰麻和硬膜外麻醉患者在手术后 6~8 小时，可根据患者需要，给予饮食。全身麻醉者，应待麻醉清醒，恶心、呕吐反应消失后方可进食。对咽喉部手术、胃镜下手术后患者应待咽部麻醉消失，一般在术后 2~3 小时，方可进食，以免出现吞咽呛咳。

151. 癌症患者术后许多天不能吃饭，会造成营养不良影响伤口愈合吗？

一般手术后伤口愈合拆线的时间是：头面部 4~5 天，腹胸背部 7~12 天，四肢 12~14 天。有人担心癌症患者许多天不能进食会影响伤口愈合，这是有道理的，但不必过于担心，医生会根据患者情况决定拆线的时间。实际上影响伤口愈合的因素有很多，包括：①年龄（特别是老年人，愈合速度会慢）；②伤口是否存在感染或污染；③是否合并贫血（出血性及慢性）；④营养状况（营养不良或肥胖、缺乏维生素 A 或 C、微量元素锌、铁或铜等）；⑤合并其他疾病（如肝硬化、血管性疾病、糖尿病、慢性肺病、尿毒症等）；⑥药物史（特别是类固醇类和激素类药物）；⑦放疗及化疗史；⑧缝合方法、引流、异物等；⑨饮食调养情况（烟、酒、辛辣饮食）。

152. 术后多长时间可以洗澡？

首先要看伤口的愈合情况，一般愈合良好，无红肿、疼痛、化脓等，拆线后 3~7 天就可以洗澡了。洗澡时需注意水温适宜，不要用力揉搓伤口，伤口局部也不应浸泡时间过长，毕竟局部刚愈合的伤口皮肤较薄，长时间浸水容易引发感染。一般主张采用淋浴的方式，避免盆洗或泡澡。其次，要看患者身体恢复情况，毕竟洗澡需要患者能基本自理，体质弱的患者洗澡时需有人陪伴，且时间不宜过长。

153. 为什么拔了导尿管后患者不能排尿？该怎么办？

绝大多数患者拔除导尿管后可自行排尿，但也有少数患者拔了导尿管后短期内不能自行排尿。原因可能有患者不习惯床上排尿、留置导尿管导致尿道黏膜炎性水肿、长期留置尿管使膀胱敏感性降低等，通常是暂时性的，建议患者首先放松紧张情绪，不要太急躁，也可以由家属搀扶下床排尿试试，或用热毛巾热敷或手按摩下腹部，或有尿意时听流水声等。长期留置尿管的患者，在拔除导尿管前先进行膀胱训练，间断夹闭导尿管（每次夹半小时至二三小时）至患者感觉想要排尿再放开，如此锻炼 1~2 天后再拔除导尿管。如果上述方法都不奏效，可以考虑重新留置导尿管，必要时做膀胱造瘘术，待排尿功能完全恢复后再拔除导尿管。

154. 膀胱癌术后患者起床活动时是否会导致尿管脱出？

膀胱癌术后留置的尿管无论是双腔的还是三腔的，尿管前端都会有一个空囊，与此对应尿管尾部会有一个指定的腔室接头。当将尿管随尿道插入膀胱后，通过该指定接头注入一定量的生理盐水，使尿管前端空囊充盈为水囊，将尿管前端卡在尿道内口处，从而保证了尿管位置的相对固定。因此正常的术后活动是不会导致尿管脱出的，但是要注意尽可能不要牵拉尿管，防止尿道内口的损伤。

155. 为什么膀胱癌开刀手术后要留置引流管？

手术后需要在手术部位放置引流管以引流创面渗血、渗液等。正确的引流可以防止感染的发生和扩散，有利于伤口的愈合。

156. 膀胱癌术后患者身上有多根引流管，易掉出来吗？

膀胱癌部分切除术后患者伤口旁通常会有膀胱造瘘管和耻骨后引流管，根治性全膀胱切除后则有腹腔引流管和耻骨后引流管等。不同的管路留置在人体的不同部位，但最终都将透过皮肤连接到体外。膀胱造瘘管将膀胱内的尿液引出体外，耻骨后引流管将手术中残余血液流出体外。因为这些管路在术后几天内需要持续引流，因此会在管路出口处将管路与皮肤缝合，术后正常活动情况下不易脱出的，但要避免牵拉，做好引流管的管理。

157. 膀胱癌患者术后身上带的管子什么时候能拔？

膀胱癌伤口引流管通常在手术后 3~5 天拔除，如果引流量比较多，也可酌情延长拔管时间，有些可在术后 6~7 天时拔除。留置导尿管一般在手术后 1 周拔除，膀胱造瘘管往往在 2 周左右拔除。

158. 保留膀胱手术后患者为什么会出现膀胱痉挛？

膀胱痉挛发生的常见且主要的原因有：

（1）管路刺激：留置的尿管或膀胱造瘘管对膀胱三角及膀胱颈部的刺激可引起膀胱痉挛的发生。

（2）引流不畅：尿管或膀胱造瘘管引流不畅，造成尿液、血液或血块刺激膀胱，引起膀胱痉挛，随着痉挛的发生，膀胱出血量增加，进一步加重膀胱痉挛的程度。

（3）心理因素：患者紧张的情绪可引起或加重膀胱痉挛。

159. 膀胱痉挛的症状有哪些？

膀胱癌电切术后及膀胱部分切除术后部分患者会出现不同程度的膀胱痉挛，多表现为以下一个或几个症状：有尿意、血性尿液外溢、便意、膀胱憋胀、下腹部痉挛疼痛等。膀胱痉挛不仅容易导致疼痛，同时也易继发出血、泌尿系感染等。

160. 膀胱癌患者如何预防和缓解膀胱痉挛？

（1）健康的心理：保持良好的心态，要树立乐观的情绪及战胜病魔的信心，放松心情，正确地面对膀胱痉挛。

（2）减少管路刺激：膀胱癌术后会留着尿管或膀胱造瘘管，妥善固定各个管路，减少对管路的牵拉或移动，从而减少管路对膀胱三角及膀胱颈的刺激。

（3）保持尿管通畅：观察尿管引流袋的颜色和量，一旦发现尿量无改变或尿中有鲜血时，应冲洗尿管明确尿管有无堵塞。如需要膀胱冲洗，则应保持冲洗通畅，医生会根据冲洗液的颜色来调节冲洗的速度，一般情况冲洗液的颜色以浅血色或洗肉水色较多见，颜色会随着冲洗过程逐渐变浅。

（4）痉挛药物的应用：当膀胱出现痉挛疼痛时可适当应用解痉药缓解疼痛。

161. 膀胱癌手术后一般需要住院几天才能出院？

膀胱癌手术后住院时间主要与手术方式有关：经尿道膀胱肿瘤电切术后患者一般术后1周出院；膀胱部分切除术待拔除尿管或造瘘管，切口愈合并拆线后就可以出院了，通常是手术后8～14天，甚至略长；而根治性全膀胱切除术后则往往需要2～3周的时间出院。如果手术后出现并发症则需要进一步治疗，此时住院时间更长。

162. 如果出现术后并发症，患者和家属应该怎么办？

虽然外科技术已日臻完善，大多数患者手术后都可顺利康复，但仍有少数患者可发生各种不同的并发症。总体上可将术后并发症分为两大类：一类为一般并发症，即各专科手术后共同的并发症，如切口感染、出血和肺炎等；另一类为各特定手术的特殊并发症，如胃切除后的倾倒综合征、肺叶切除术后的支气管胸膜瘘等。

并发症是指某一种疾病在发生发展过程、治疗和护理过程中，发生了与这种疾病有关的另一种或几种疾病。《医疗事故处理办法》中规定的"难以避免的并发症"，是指诊疗护理过程中，由于一种疾病合并发生另一种疾病，而后一种疾病的发生是医务人员难以预料和防范的。这说明，一种疾病并发另一种疾病所导致的不良后果，并非由于医务人员的诊疗护理过失所致，因此不属于医疗事故。目前，我国法律对医疗损害的归责采用过错责任原则，即医疗机构及其医务人员只有在对医疗损害的发生存在医疗过错的情况下才承担民事责任，无过错即无责任。因此，出现并发症后家属应注意：

（1）对手术前签订的知情同意书要充分了解，因为这时医生对术后并发症会详细告知，患者和家属有了思想准备，出现并发症不会太意外和突然。

（2）向医生了解并发症的严重程度，做好物质上、心理上等各个方面的准备，并积极配合医生的治疗。

（3）相信医生，因为出现并发症后医生也会着急并积极处理，需要得到家属和患者的信任和理解。

（4）稳定情绪，不要对医护人员产生埋怨的情绪，因为并发症的处理和治愈仍然需要医护人员的努力，对需要外请医生会诊的要积极配合。

163. 患者带尿管出院需注意什么?

有些患者术后需要带尿管出院自行护理,这就要求患者及家属注意以下方面:

(1)导尿管留置时,为避免感染及尿管阻塞,务必充分摄取水分,每日至少2000ml,以增加排尿量;每日尿量至少维持在1500ml以上,以稀释尿液及产生自然冲洗力。

(2)集尿袋的引流位置须在尿道口以下位置,以充分引流尿液,同时也可避免因尿液逆流造成的尿路感染,但勿放置于地上,可用别针固定于裤腿膝盖附近。

(3)导尿管与集尿袋接头应保持密闭以防污染。

(4)每日消毒会阴部、尿道口,排便后需注意清洁。

(5)导尿管和集尿袋管不可扭曲或受压,以防阻塞;穿宽松透气的内衣,且不可拉扯,以防出血。

(6)尿量超过集尿袋一半时需要倒尿,并随时观察尿液颜色、量、浑浊度。

(7)如发现尿道口发红、肿痛、分泌物增加等情况,应及时到医院就诊。

(8)集尿袋与尿管的更换,需遵循医务人员指导。

164. 腹壁造口处皮肤护理应注意些什么?

根治性全膀胱切除回肠膀胱术后患者腹部会有一个回肠腹壁造口,并且患者需要终生佩戴造口集尿袋。造口处皮肤因为长期受到尿液的浸泡,因此要注意造口处皮肤的清洁。每次更换造口袋时可选用清水或生理盐水清洗造口处皮肤，禁止用酒精或碘伏等消毒剂。皮肤干燥后涂氧化锌软膏。平时要注意观察造口处皮肤的颜色和状态，当出现红肿、破溃、色素沉着、发紫等现象时需及时就诊。

165. 腹壁造口患者术后如何更换造口袋？

首先注意根据造口的大小、凸凹情况选择合适的底盘，例如造口回缩和凹陷的患者最好选择底盘是凸出的，这样可以很好地和皮肤贴合。根据造口大小，用清洁的剪刀剪出造口的形状，再由手指摩擦剪裁底盘的边缘使其光滑，避免摩擦造口皮肤同时也可与皮肤紧密的贴合。其次更换造口袋时间建议选择清晨禁食、禁水的状态，可减少尿液的排放，便于更换造口袋。更换新造口袋前用生理盐水或清水清洗造口皮肤，不可选择酒精或碘伏等消毒剂，待风干或用棉球擦干后均匀撒上造口粉，一薄层即可，之后在造口周围皮肤上撒上皮肤保护膜，形成一个隔离的防水层，同时也可在造口皮肤凹陷处放置防漏条填充，再将防漏膏涂在造口周围，这样既可使造口皮肤在同一水平上，同时密封性又很好，可以有效防止漏尿。谨记同一底盘不可反复贴附于皮肤，尽可能一次成功。造口袋更换好后还可用腰带加固，同时应避免造口袋内积聚过多的尿，尽量减少重力的作用。

166. 腹壁造口患者术后可以洗澡吗？

腹壁造口患者腹部伤口愈合后就能享受沐浴的乐趣。如果患者使用的是一件式造口袋或是一次性造口袋，可以除去造口袋洗澡。如果是二件式造口袋，只需在底板与皮肤接触处贴一圈防水胶布，就可安心沐浴，浴后揭去胶布即可。沐浴时最好选用无香精的中性沐浴液，洗净后擦干，尤其是造口周围的皮肤，然后换上新的造口袋。只要方法正确，肠造口患者能和正常人一样享受沐浴带来的舒适，同时不影响造口袋的使用。

167. 腹壁造口会影响患者日常生活吗？

虽然腹部造口袋一定程度会影响患者的日常生活，但经过学习和掌握腹部造口袋护理方法后，患者几乎不会受到腹部造口袋所带来的困扰。术后医生和护士会告知患者正确的腹壁造口袋的使用方法。当正确地连接造口底盘和造口袋后，这个装置既简单也非常安全。如果要从事非常剧烈的运动，可以使用皮带轻轻把袋子压住贴近身体，防止袋子在剧烈活动时移动，患者甚至可以带着造口袋游泳。

168. 膀胱癌患者腹壁造口术后可以正常工作和旅游吗？

腹壁造口者在体力恢复后，同样可以正常工作和外出旅游。外出旅游须注意：造口袋及造口护理用品准备充足，注意关注所在之处卫生间位置，不方便处避免大量饮水，减少食用刺激味道食物以降低尿液味道。

169. 腹壁造口处可能会出现哪些问题？

（1）造口周围刺激性皮炎：多为造口袋漏尿，皮肤长期受到尿液浸泡引起的炎症。

（2）造口周围皮肤尿酸结晶：患者应适当多饮水，预防尿酸结晶。一旦出现结晶可用 50% 白醋稀释液擦拭尿酸结晶，动作轻柔，且要避开造口黏膜。

（3）造口回缩和凹陷：一般脂肪囤积的患者较容易出现造口回缩和凹陷，因此要健康饮食，适当活动，避免脂肪囤积。同时也要注意造口袋底盘的选择，防止出现漏尿。

（4）造口狭窄：可以进行造口扩张，用小手指戴手套沾液体石蜡或食用油伸入造口左右旋转进行扩张，预防性扩张可每 1~2 周进行一次，每次 2~3 分钟即可。一旦出现造口狭窄每次扩张需 5 分钟左右，每天 2~3 次。当出现造口狭窄无法排尿时需要导尿并及时就医。

（5）造口旁疝：表现为造口周围鼓起甚至肠道梗阻，因此需提醒患者避免提重物，对于长期咳嗽、便秘的患者需积极治疗控制症状等。

（二）膀胱癌患者术后膀胱内灌注治疗

170. 什么是膀胱内灌注治疗？

膀胱癌患者术后常需接受膀胱内灌注治疗。方法是医生将导尿管从尿道口插入膀胱内后，将药物注入膀胱，随之拔除导尿管。药物在膀胱内保留一定时间后，患者自然排尽混有药物的尿液即可。膀胱内灌注治疗是膀胱癌患者保留膀胱手术（经尿道膀胱肿瘤电切或膀胱部分切除）术后治疗的一个重要组成部分。

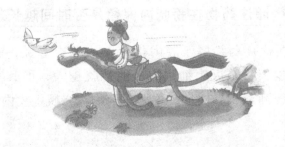

171. 膀胱癌术后为何要进行膀胱内灌注治疗？

膀胱癌具有膀胱内多部位生长（多发）和术后易复发的特点，单纯手术复发率高。膀胱癌经尿道膀胱肿瘤电切术后，出院后面临的主要问题是膀胱癌的复发。术后持续进行膀胱内灌注治疗可有效降低肿瘤复发，甚至抑制肿瘤进展。因此膀胱癌患者术后常需接受膀胱内灌注治疗。

172. 膀胱癌术后常用的灌注药物有哪些？

理想的膀胱灌注药物能有效杀灭肿瘤细胞、预防膀胱癌复发，并且全身吸收少、不良反应轻微。目前膀胱灌注药物主要分为两类：一类为化疗药物，包括表柔比星、吡柔比星、羟喜树碱、丝裂霉素等；另一类为生物制剂，如卡介苗等。几乎所有患者均希望接受膀胱灌注药物后肿瘤不复发，但实际仍有部分患者术后膀胱内又长出新的肿瘤，因此许多患者希望找到好的药物进行灌注以尽量避免复发。但从目前灌注化疗药物预防复发的效果看，不同的化疗药物间疗效相似，而临床上又无法预测某种药物对该患者是否有效，因此膀胱内灌注药物的选择需要医生根据膀胱癌复发危险程度、患者的体质、既往灌注的药物疗效及不良反应来决定。

173. 灌注药物在膀胱内保留是否时间越长越好？

膀胱灌注化疗药物属于腔内化疗。从理论上说，癌细胞与化疗药物接触越长，杀灭癌细胞的可能性就越大，但其实不同化疗有严格的膀胱灌注保留时间，主要于药物在膀胱上皮内达到有效药物浓度和出现不良反应所需的时间有关。目前临床上推荐的保留时间：吡柔比星 30 分钟，表柔比星 1 小时、羟喜树碱 2 小时、丝裂霉素 2 小时等。延长药物在膀胱内保留时间其实对癌细胞的杀伤作用并无明显提高，相反可使膀胱黏膜灼伤形成化学性膀胱炎，可能会出现尿频、尿痛和血尿等症状，增加了患者的不良反应。

174. 膀胱灌注化疗药物的不良反应有哪些？

膀胱灌注化疗预防肿瘤复发，总的来说是安全的。大部分患者无明显的不适感觉，但少部分可有灌注反应。不良反应多为膀胱的局部反应，包括尿频、尿痛、尿急和血尿等，多数不良反应停止灌注后可自行好转和消失。由于目前灌注的化疗药物很难被膀胱黏膜吸收入血，因此一般不会出现全身的化疗不良反应，如呕吐、脱发、白细胞下降和肝肾功能损害等，对人体基本没有大的影响。

175. 膀胱灌注治疗前后患者需要注意什么？

患者及家属需要注意以下方面：

（1）膀胱灌注药物前 6 小时禁饮水，但不禁食。

（2）灌注前患者需要排尿使膀胱空虚，这样药物浓度容易得到控制。

（3）灌注后患者需要更换体位，使膀胱壁的所有部位均能有效接触到药物。

（4）灌注药物保留时间要求满足后就可排空药物和尿液，并且需多喝水以增加尿量，彻底排空残余药物。

（5）定期**随访**，发现不良反应可给予适当处理、及时停药或换用其他药物灌注等。

176. 什么是卡介苗？膀胱癌术后可以灌注卡介苗吗？

卡介苗是减毒的结核杆菌活菌苗，临床上主要用于预防儿童肺结核。后来人们发现卡介苗可产生抗肿瘤作用。1976年开始，卡介苗在国外被用于膀胱癌的膀胱灌注治疗并取得了令人瞩目的疗效。膀胱腔内灌注卡介苗治疗后明显降低了膀胱癌患者术后的复发率，延长了肿瘤进展的时间，其疗效甚至优于一般化疗药物。卡介苗预防膀胱癌术后复发的确切机制尚未完全阐明，但大量的研究认为卡介苗主要通过诱发膀胱内局部免疫反应和全身免疫反应来杀灭肿瘤细胞。目前在国外，卡介苗是中高危膀胱癌或多次复发的膀胱癌患者术后的首选灌注药物，但在我国尚无用于膀胱癌灌注的卡介苗制剂上市。若用普通的预防接种用卡介苗灌注，由于剂量太小，对预防膀胱癌复发基本无效。

177. 膀胱灌注卡介苗有什么风险？

卡介苗预防膀胱癌术后复发的疗效要优于一般化疗药物，但其产生的不良反应也明显高于其他膀胱腔内灌注化疗。虽然多数患者能耐受卡介苗治疗，但膀胱炎是常见的局部反应，约90%患者灌注后出现不同程度的尿频、尿急和尿痛，一般在24小时内发生。连续的膀胱灌注会加重局部的不良反应，通常在灌注3~4次后反应最明显。卡介苗膀胱灌注引起的严重并发症包括高热、血尿、尿道梗阻、膀胱挛缩、肾脓肿、肺炎或肝炎、附睾炎、败血症、关节痛、皮疹等，甚至有死亡的报道。若机体对卡介苗反应过激或卡介苗播散到全身都可造成全身性的严重不良反应，发生率为7%~10%。由于术后膀胱有新鲜创面，因此术后应避免即刻灌注卡介苗，以免引起严重的不良反应，一般在术后4周开始灌注。

（三）放射治疗

178. 什么是放射治疗？

放射治疗简称放疗。简单来说，放射治疗就是利用放射线能够杀死肿瘤细胞的基本原理来治疗肿瘤。目前，用于治疗肿瘤的放射线主要有高能量的 X 射线、高能量的电子射线（β射线）以及最常用来做近距离治疗的伽马射线（γ射线）。这些射线进入肿瘤内通过损伤肿瘤细胞核内的 DNA，导致肿瘤细胞死亡，从而达到治疗肿瘤的目的。

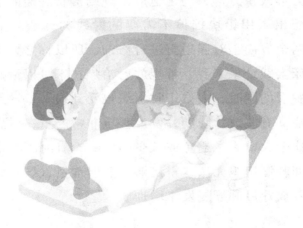

179. 用于治疗肿瘤的放疗技术有哪些？

用于治疗肿瘤的放疗技术大致分为常规放疗技术、三维适形放疗技术、调强放疗技术三类。

180. 什么是常规放疗技术？

常规放疗技术，也叫二维放疗技术，已经应用了近 100 年，现在不发达国家以及我国很多医院仍在使用。这种技术较为简单，直线加速器对其产生 X 射线的调控通过一对或两对准直器来实现，照射范围只能进行长和宽的调节，也就是说只能产生不同大小的长方形和（或）正方形**照射野**。其定位技术也是采用常规模拟机，简单说就像拍胸部 X 线正、侧位片一样，将需要治疗的部位拍一张正面像和一张侧面像。在这两张定位片上，医生看到的肿瘤与周围组织的关系是由投影构成的，真正的关系无法在放射治疗中体现。医生在两张照片上将肿瘤和需要照射的范围画出来。但肿瘤生长的范围并不规则，而加速器产生的**照射野**只能是长方形或正方形，为了适应不规则形状肿瘤的治疗，放射治疗学家想出了用铅块挡掉不需要的射线的方法。由于只能在正、侧位两个方向上对**照射野**进行修饰，所以称之为二维照射技术。从临床实践结果来看，常规放射治疗技术可以治疗肿瘤，但是在杀灭肿瘤的同时，大量正常组织也受到损害，导致了相应的放疗并发症，有些放疗晚期并发症甚至非常严重，对患者生活质量的影响比较大。为了避免或减少并发症，有时不得不减少照射剂量，致使肿瘤组织无法获得足够的照射剂量，导致肿瘤局部控制率下降及放疗后肿瘤复发率增加。

181. 什么是三维适形放疗技术？

CT 模拟机以及相应的计算机技术的问世开创了三维适形放射治疗技术。所谓三维，就是通过 CT 模拟机扫描所需要治疗的部位，将获得的 CT 图像传输到治疗计划系统，在治疗计划系统中的 CT 图像上，将肿瘤和需要保护的正常组织一层一层地勾画出来。在同一层 CT 图像上，需要勾画所有的肿瘤组织和正常组织（这一过程通常被称作画靶区），对一个头颈部肿瘤来说，需要勾画的层面有上百层，每一层上又有好多种不同的结构需要勾画，医生需要花大量的时间才能完成。完成靶区勾画后，需要物理师重建图像，也就是利用计算机技术，把需要治疗的部位建成一个虚拟的人体图像。在这个图像上，可以从各个方向上观察肿瘤与正常组织的关系，有了空间的概念，所以称为三维放疗技术。这个称呼还差了"适形"两个字，也就是说还需要作"适形"工作，需要比二维放疗技术先进的加速器。这种加速器控制 X 线的设备由铅门准直器变成了多叶光栅，也就是说，加速器产生的射野形状使原来的只能是长方形或正方形变成了不规则的形状，这样就可以在三维方向上与本来就是不规则的肿瘤（照射范围）形状相匹配了，再通过计算机计划系统算出各个**照射野**需要的照射时间和照射剂量。因此，这种技术被称为三维适形放疗技术。由此看出，三维适形技术比二维技术复杂、先进，其对定位设备、加速器、放疗从业人员、治疗计划系统的要求大为提高。同时三维放疗技术由于适形度增加，使肿瘤能够获得所需的控制剂量，疗效得以提高，对正常组织的保护也优于常规放疗技术。

与常规放疗技术相比，三维适形放疗技术是放疗的一大进步，但仍有一些缺陷。主要体现在以下两个方面：①通常将需要照射的范围划分为三个区域：肿瘤区域、肿瘤周围邻近区域和可能出现转移的区域。对这三个区域而言，需要照射的剂量是不同的，三维适形放疗技术不能同时给予这三个区域不同剂量，所以需要分三个阶段来完成，而后一个阶段均会对前一个阶段产生影响，这种影响对肿瘤治疗和正常组织保护都是存在的；②三维放疗技术**照射野**方向的确定，只能由物理师和医生根据肿瘤和正常组织的相对关系以及治疗经验来确定，选择的照射方向可能不是最理想的。

182. 什么是调强放疗技术？有哪些好处？

近些年新开发的调强放疗技术能够解决三维适形放疗技术的两个主要缺陷。调强放射治疗需要高级计算机控制加速器的多叶光栅中的每一个叶片，在治疗过程中，这些多叶光栅的叶片可以独立运动，在一次治疗完成后，可以同时给予不同区域所需要的不同剂量，这就是剂量强度调节，简称调强，适形在这个技术中是基本条件。有了能够做调强适形放疗的加速器，还需要解决**照射野**方向的问题，这需要功能强大的计算机计划系统，从各个方向上进行计算，从中挑出最好的**照射野**方向，叫逆向调强放疗计划。也就是说，我们先确定肿瘤治疗的剂量，让计算机选择治疗的最佳**照射野**方向以及各个方向上最佳剂量。由此可以看出，调强放疗技术比三维适形放疗技术要求更高，其好处体现在两个方面：①使得肿瘤受到的照射剂量能够尽可能满足控制肿瘤的要求；②能够降低对正常组织的照射剂量，正常组织损伤减轻，有利于提高患者生活质量。

183. 调强放疗为什么准备时间较长？

调强放射治疗技术先进，但也非常复杂，对设备、医生都有很高的要求。调强放射治疗是非常精确的治疗，也就是说，哪里有肿瘤就需要照射到那里。因此，医生要花大量的时间和精力搞清楚哪里有肿瘤，这需要高超的技术和丰富的知识，医生需要花时间对患者的病变部位的 CT/MRI 图像进行仔细地阅读、测量，看看肿瘤生长在哪个部位，破坏了那些结构和组织。在明确了肿瘤的范围和淋巴结转移的状态后，医生要确定哪些地方需要照射和保护，这就是医生通常说的画靶区工作，这个工作是一个费时、费力的工作。医生需要在患者的定位 CT 图像上画靶区，并在每一层上把需要照射的肿瘤组织，需要保护的正常组织都勾画出来，在一个层面上有时需要画十几种结构，也需要大量的时间。在靶区勾画完成后，还需要物理师根据医生的要求设计出照射方案，也就是通常所说的放射治疗计划，这个过程中需要处理的参数有上万个，目前非常先进的计算机计算一遍也需要几十分钟的时间，而一个计划通常需要计算很多遍。例如，对高要求的计划，物理师会先对同一个患者做 10 个以上的计划，然后从中优选出最好的、最满意的计划再供医生评价和选择。在最好的计划被物理师和医生选中后，还需要在假人身上先检验一遍，进行剂量检查，看看是否真的如计划显示的一样效果，这个过程叫计划验证。只有通过了验证的计划才能用来给患者实施治疗。

由此可以看出调强放射治疗技术的先进性和复杂性，就不难理解需要等待的时间较长了。只有把靶区画准确了、计划做好了，才能收到最佳的效果。中国有句古话"磨刀不误砍柴工"就很形象地说明了这种等待是非常必要的。

184. 什么是放疗的定位和 CT 模拟校位？

放疗利用射线杀死肿瘤，我们需要知道肿瘤在身体的哪个部位，周围有些什么样的结构，他们和肿瘤组织是什么样的相对位置关系？其中哪些是非常重要的，是必须要保护的，患者采用什么样的体位比较舒服，而且符合放射治疗的要求，用什么方法固定能够保证患者在每次治疗时的位置一致？了解这些内容的过程就是定位的过程。定位方法有两种，一种是常规模拟机定位，一种是 CT 模拟机定位。常规模拟机定位获得的患者需照射部位的正、侧位影像；而 CT 模拟定位获得的是患者需照射部位的断层图像，再经过计算机处理后，可以获得整个需照射部位的三维立体图像，非常逼真地还原肿瘤和周围组织的关系。现在大多数放疗中心采用 CT 模拟定位。

185. 为什么要做放疗计划设计？

放疗计划就是物理师设定如何利用射线来满足医生规定的靶区和正常组织所接受的剂量要求的过程。这个过程是必需的，是放射治疗过程中一个关键环节。

放疗计划尤其是调强放疗计划的设计是一个非常复杂的过程。需要有非常丰富经验的从业人员和先进的计算机计划系统。现在的计划系统大多是逆向设计计划，在强大的计算机系统的辅助下，制定出最优的计划。最大限度地满足杀死肿瘤剂量要求和对正常组织的保护。

186. 放疗的流程是怎样的？

放疗是一个系统工程，需要做大量的工作，一般把整个放疗过程分成三个阶段：第一阶段为准备阶段；第二阶段是放疗计划设计阶段；第三阶段是放疗的执行阶段。

（1）准备阶段的工作：确定肿瘤分期，明确肿瘤范围。做好放疗前准备工作，如头颈部放疗前需做口腔处理，肿瘤合并感染者也需要控制感染，如全身应用抗生素或者局部过氧化氢（双氧水）

漱口等。如果有其他影响放疗的合并症也需要先治疗纠正。

（2）计划设计阶段的工作：完成患者CT模拟定位，靶区勾画和放疗计划的计算，放射治疗计划的验证。

（3）执行阶段的工作：放射治疗开始执行，每周需要进行治疗位置是否正确的验证，并对患者的肿瘤和正常组织进行检查，观察疗效，如有反应给予相应处理。

187. 放疗前患者需要做哪些心理准备？

放疗是一个相对较长的过程，患者在治疗前需要做的准备有：①需要患者树立起战胜疾病的信心，如鼻咽癌对放疗敏感，目前治疗效果非常理想，要相信在医生努力和自己的配合下，一定能够治愈；②需要患者调整好心态，有的患者得知患病后，被吓得不行，甚至六神无主，这样对治疗疾病百害而无一益。因此，在治疗前，一定要放宽心，坦然面对，积极配合治疗；③需要患者构筑好克服困难的心理准备，放疗过程中会出现一些不良反应，这是机体对外来刺激的生理反应，医生也一定会想最好的办法把不良反应发生率和严重程度降到最低，完全有办法完成治疗。

188. 膀胱癌患者放疗前会做哪些准备？

（1）病理确诊：膀胱癌患者放疗前必须有明确病理学诊断，病理组织多通过膀胱镜下取得。

（2）放疗前准确分期：放疗前需要有CT、MRI、膀胱镜或PET-CT确定分期，只有局限于盆腔的膀胱癌才适合根治性同步放、化疗。

（3）排除其他未控制的合并症，评价放疗风险：放疗前需要检查血、尿、便常规、血生化（肝肾功能、血糖、电解质等）、心电图等，以明确有无其他没有控制稳定的合并症或严重的肝肾功能障碍，并评价放疗风险。

189. 膀胱癌患者放疗前应当注意什么？

确诊膀胱癌并确定需要放疗时，患者应当：

（1）与主管医生沟通了解放疗方案和计划，对自己所要接受的治疗做到心中有数，知道定位及放疗前如何准备，知道放疗及同步化疗的频次及大致时间安排，便于更好地配合医生顺利完成治疗。

（2）了解治疗将会带来的益处和可能存在的风险，减少对放化疗的恐惧和担忧。

（3）放、化疗前保证充足饮食，多进食蛋白质、维生素丰富的食物，少进食油腻和辛辣刺激的食物，不抽烟、不喝酒，保障足够睡眠，保持良好心态，积极配合医务人员完成各种治疗前的检查和治疗准备。

（4）不要迷信大量无根据的中草药和偏方、秘方，遵从医务人员的安排，结合患者的临床实际合理用药。

190. 放疗过程中会出现哪些反应？

放疗过程中，机体出现的反应有全身反应和照射局部反应两种。全身反应包括恶心、食欲下降、疲乏，有时会导致血象下降。局部反应则与照射部位有关，包括照射部位的皮肤反应，不能一概而论，具体病变不同，照射范围不一样、患者身体情况差异，出现的反应也不一样，轻重程度也不一样。如照射头颈部会出现口干、口腔黏膜溃疡、吞咽疼痛，照射胸部可能会导致肺炎、气管炎、食管炎等，照射腹部会出现恶心、呕吐、腹痛、腹泻等症状。

191. 放疗后皮肤和黏膜反应还会持续多久？

照射部位涉及皮肤和黏膜的放疗，放疗期间及放疗后患者通常会出现皮肤反应和胃肠道黏膜反应，在治疗结束时可能是比较严重的时候，放疗结束后还会持续多长时间呢？

有两个非常重要的影响因素：①黏膜溃疡的范围和深度：放疗结束时如果黏膜溃疡范围较大，疼痛比较明显，如果Ⅲ度黏膜反应，会持续2周以上；②是否同期化疗：放疗同期合并化疗的患者黏膜的反应程度比单纯放疗重。所以，同期放、化疗患者在治疗结束时可能最严重的黏膜反应还未表现出来，治疗结束后2周仍然是比较严重的时候，一般需要1个月甚至更长的时间才能好转。在这段时间里，需要按照在治疗期间一样注意口腔黏膜和皮肤的护理。

192. 放疗期间不想吃饭怎么办？

放疗的全身反应中会出现食欲下降，也就是说不想吃饭，严重时见到饭菜就想吐（少见）。还有些患者放疗过程中需要接受化疗，这会加重全身反应，食欲下降就更多见。这种情况下，第一，要从思想上战胜自己，树立克服困难的信心；第二，医生会给予一些改善食欲，减轻放、化疗不良反应的药物；第三，经常变换食物的种类和口味，从感官上增加食欲。

193. 放疗期间患者能洗澡吗？

可以洗澡，使用比较温和的沐浴液，并注意保护好医生在患者皮肤上画的标记，标记线随着时间的推移会变淡，尤其在夏天，更容易变得不清楚。洗澡前，先看看标记线是否清楚，如果不清楚了，先找医生重新画一下再洗澡。洗澡时动作要轻柔，不要抠和搓擦放疗区域的皮肤，水温不宜过高。

194. 放疗期间患者可以做运动吗？

可以做适当的运动，原则是运动后不感到疲劳为宜。

195. 接受放疗期间的患者能和亲属接触吗？

肿瘤不是传染病，不会传染给周围人。体外照射的放射线以及后装放疗的放射线也不在患者体内存留，也不会发生辐射污染。接受放疗的患者可以和亲属接触，而且与亲属在一起，会让患者感受到亲情，充满温暖，增加战胜疾病的信心。

196. 放疗期间如果机器坏了，放疗中断会影响疗效吗？

肿瘤放疗的安排是周一到周五连续治疗5次，周六、周日休息，这是有计划的安排。这样的安排有以下好处：第一，肿瘤组织受到连续5次的放疗后，能够累积足够的杀伤作用；第二，休息两天，正常组织的损伤得以修复，正常组织的修复能力和恢复速度比肿瘤组织要强和快，休息两天再开始新的一轮治疗；第三，在休息的两天内，治疗的机器得到很好的检修，保证良好的性能。

治疗中要尽可能避免治疗的中断，要避免一切不是计划需要的治疗中断，为什么呢？主要是非计划的中断治疗，会导致总治疗时间延长，这种治疗时间的延长会导致肿瘤局部控制率的下降，主要原因是肿瘤有这么样一个特性：在肿瘤细胞杀死到一定程度时，肿瘤细胞会出现比原来生长速度更快的情况，医学上叫肿瘤细胞的加速再群体化。以前叫加速再增殖，从字面上就能理解，肿瘤细胞生长更快了。这个时间点大多在放疗开始后的第21天以后，而这个时间也是患者不良反应常常出现的时候，有的患者希望能够停一停放疗，待症状减轻点再治疗，但来自医生的建议是，不要中断放疗，在积极处理这些不良反应的同时，坚持按计划完成放疗，以保证疗效。

加速器有出现故障的时候，特别是夏天，加速器故障率会增加，有时候会赶上国庆、春节等长假，都有可能导致治疗中断。为了避免这些情况导致的非计划性治疗中断，医院可以采取机器小故障当时修、中等故障不过夜、大故障周末和节假日加班修等办法，将对患者治疗中断的影响降到最低，确保治疗质量。

197. 膀胱癌放疗的方式有哪几种？

膀胱癌的放疗方式主要有术前放疗、术中放疗、术后辅助放疗、无法手术的局限期膀胱癌的根治性放疗及姑息性放疗等。姑息性放疗的目的是减轻患者出血、疼痛等症状。在国内开展较为广泛的是术后放疗以及无法手术的局限期膀胱癌的根治性放疗，而术前放疗及术中放疗应用比较少。

198. 哪些膀胱癌患者适合放疗？

放疗是肌层浸润性膀胱癌的治疗手段之一，但由于放疗或同步放、化疗也有一定的损伤和治疗不良反应，因此并非所有的膀胱癌患者都能接受放疗或同步放、化疗，能接受放疗和同步放、化疗的患者要求能正常进食，能进行基本的日常生活并且生活基本能自理，能与医务人员沟通和合作，血象和肝肾功能无明显异常，无出、凝血障碍，无双侧尿路梗阻，没有危及生命的其他合并症，没有正处于不稳定期的心脑血管疾病，不存在严重的感染。如果患者一般情况尚可，能耐受放疗或放、化疗，以下情况可以考虑放疗或同步放、化疗：

（1）已经病理活检确诊为膀胱癌尚无远处转移，因患者或肿瘤原因无法手术者，可以考虑根治性放疗或根治性同步化、放疗。

（2）手术中发现肿瘤较晚，手术切除困难或手术未能完全切净的，可以考虑行术中放疗，并接受术后辅助放、化疗。

（3）术后病理学检查提示手术切缘不净，或肿瘤向外侵犯明显，侵及邻近器官，或盆腔淋巴结转移清扫不彻底，可以考虑术后辅助放、化疗降低局部复发风险。

（4）晚期已出现转移的膀胱癌，如果转移灶局部疼痛或盆腔原发肿瘤局部尿路症状较重，患者一般情况尚可，可以考虑局部姑息放疗缓解症状。

199. 膀胱癌放疗有效吗？

膀胱癌是对放疗属中度敏感的肿瘤，20世纪80年代以前肌层浸润性膀胱癌的主要治疗手段是单纯放疗，单纯放疗能使

40%左右患者肿瘤完全消失，约25%患者肿瘤能得到长期控制。其后由于手术即全膀胱切除联合盆腔淋巴结清扫的疗效好于放疗而取代了放疗的地位，但近年来由于同步放化疗的应用和放疗技术的进步，又重新认识到了放疗在膀胱癌治疗中的重要位置。术前同步放、化疗可以使70%~80%的肿瘤缩小，40%左右肿瘤完全消失，因此可能提高切除率，并有可能缩小手术范围而保存膀胱功能（治疗前的需行全膀胱切除，治疗后可改行膀胱部分切除而保留膀胱）。术后切缘不净、局部肿瘤较晚及盆腔淋巴结转移的患者术后辅助放、化疗可提高局部控制率。存在远处转移的膀胱癌局部放疗可起到姑息减轻症状的作用，血尿、尿痛、尿频、尿急等膀胱尿路症状能得到有效缓解。

200. 膀胱癌患者术后什么情况下需要同步放、化疗？如何进行？

术后放疗多与化疗结合，目的是通过放、化疗结合以提高治疗效果。局部肿瘤较晚伴淋巴结转移，侵犯邻近血管及重要器官的肿物无法完整切除，或切缘不净的患者推荐进行术后放疗。术后同步放、化疗可降低膀胱癌局部复发风险及提高生存率。

术后放疗多在术后1个月左右，患者基本恢复正常后进行。术后放疗采用外照射形式，包括三维适形放疗和调强放疗等。由于肿瘤部位较深需要穿射能力较强的高能量X线照射，放疗范围包括可能残存的肿瘤区域及盆腔淋巴结转移高风险区域。

放疗每天一次，每次放疗10~20分钟，每周放疗5次，星期一到星期五均放疗，星期六、日休息。一般放疗5周总计25次后缩野到残存肿瘤局部加量16~20Gy，因此总量为66~70Gy，放疗时间大约为7周。放疗期间医生会根据患者情况，每周静脉输液化疗药物一次，药物多为健择、顺铂、丝裂霉素及阿霉素等，可为单药治疗，也可选择几种药物的联合。

201. 膀胱癌放疗近年来有什么进展？

随着放疗技术的不断发展和同步放、化疗的应用，膀胱癌的放疗近年来的进展主要包括：

（1）重新认识到放、化疗在膀胱癌治疗中的价值：对于侵犯膀胱肌层的膀胱癌，近年来化疗与放疗结合，包括同步应用放、化疗和放疗后辅助化疗，较单纯放疗大大提高了治疗疗效，并且保存了约60%患者的膀胱功能，这是部分无法手术或拒绝手术的膀胱癌患者的可行性选择。

（2）肌层浸润膀胱癌保存膀胱功能的综合治疗（手术+放疗+化疗）：对于局限于膀胱的 $T_{2\sim3}$ 期膀胱癌可选择经尿道电切，尽可能切除肿瘤，术后接受同步放、化疗和辅助化疗，将根治性全膀胱切除作为同步放、化疗疗效差或复发后的补救治疗，约2/3的病例保存了完好的膀胱功能，同时其生存期良好。近年来越来越多的膀胱癌研究结果也支持保存膀胱功能的治疗，认为保存膀胱功能治疗只要膀胱癌病例选择合适，治疗规范，该治疗模式可以作为全膀胱切除的替代治疗。

202. 膀胱癌患者放、化疗的风险有哪些？

（1）胃肠道影响：放、化疗均可引起疲乏、食欲下降、恶心、呕吐等，因此放、化疗中患者容易出现排便次数增多及腹泻等症状，大部分放、化疗所致症状在放、化疗结束后能逐步缓解。长期的晚期损伤包括顽固的放射性直肠炎、直肠溃疡形成、直肠狭窄和穿孔等，严重的晚期并发症发生率一般不足5%。

（2）膀胱、尿道影响：因放疗膀胱和部分尿道，患者容易出现放射性膀胱炎和尿道损伤，出现尿频、尿急、尿失禁等症状。放、化疗结束后大部分患者症状缓解，晚期并发症包括放射性膀胱炎、尿道狭窄、膀胱穿孔等，严重的晚期并发症发生率一般不足5%。

（3）**血液学毒性**：放、化疗对血象均有影响，放疗中可出现白细胞、血小板下降，但严重的血象下降较少见。

（4）其他不良反应：肝肾功能异常、股骨骨折及血栓形成等。

203. 放疗期间膀胱癌患者如何护理和营养？

（1）放疗中配合医务人员治疗：患者体表摆位标记为放疗所必需，放疗中注意保护好自己体表的放疗标记，不清楚时及时找医生描记，不要自己或请家属描画，以免出错，放疗中按照约定时间及时去治疗室接受治疗，并严格按照医生嘱托进行放疗前必要准备，放疗中有任何不适随时与医务人员沟通并遵从医务人员安排。

（2）注意休息和充足睡眠：膀胱癌患者年岁高，合并症多，常伴有虚弱表现，治疗期间要加强护理，年岁较高的最好安排家属陪伴。有些患者因疾病困扰难以得到很好的休息和充足的睡眠，因此医务人员和家属应努力为患者创造良好的休息和治病环境，使患者得到安静和舒适的休养，有相应临床不适症状的通过药物辅助改善。治疗前、中、后均要密切观察监测患者的合并症及放、化疗的耐受性等。

（3）因放、化疗影响，患者胃肠道消化吸收功能障碍，容易出现恶心呕吐和食欲下降，因此放疗前中后都要注意合理饮食，放疗期间应多进食蛋白质丰富的高热量、易消化的食物以及维生素丰富的食物，可安排少食多餐，避免进食油腻、辛辣、刺激的食物和生冷食物，不抽烟、不喝酒。

（4）放、化疗中排尿便次数较多的患者建议每天盆浴，保持会阴清洁，以防感染，无感染时可适当给予药物控制排便次数在每天 5 次以内，夜尿 3 次以内。

（5）由于放疗区域皮肤比较脆弱，容易受到损伤，放疗中、后应加强放疗区域的皮肤护理，穿宽松、柔软的衣服，放疗区域皮肤避免贴胶布、酒精刺激及抓挠损伤，如果出现放疗区域皮肤过敏，及时口服抗过敏药物或外用糖皮质激素类抗炎软膏，放疗中可外用皮肤保护剂，放疗中、后避免放疗区域皮肤受太阳暴晒。

（6）放疗期间注意休息，适当运动。放疗中、后患者应当力所能及地适当运动，尤其是饭后，可以闲庭漫步，从事些轻微的家务劳动，以感觉轻松不费力为宜，这有利于食欲和其他轻微不适症状的改善。避免重体力劳动，不要有心理负担，积极配合医务人员安排治疗。

204. 放疗中营养支持为什么特别重要？放疗中什么食物不能吃？

放疗时间长，照射的组织多，特别是口腔、咽部黏膜比较娇嫩，头颈部放疗过程中会出现黏膜炎，导致口腔疼痛、吞咽疼痛，严重影响进食，导致体重下降。胸部肿瘤放疗时会出现食管炎，腹部肿瘤放疗时会出现腹泻等症状，同时，放疗的全身反应还有食欲下降，均会使患者吃不下饭，或者营养吸收不好，会导致营养不良。营养不良的危害非常大，主要原因：①由于进食减少，营养不够，身体合成红细胞、血红蛋白的原料减少，会出现贫血；贫血会引起血液运送氧气的能力下降，肿瘤会因此而缺氧，而缺氧的肿瘤细胞对放射线非常抗拒，影响疗效；②由于营养不良，身体抵抗力下降，易患感染、感冒等，会出现发热甚至高热，需要中断放疗，影响疗效；③身体抵抗力和免疫力下降后，抵御肿瘤细胞侵袭的能力下降，容易出现远处转移，总体治疗效果下降；④由于营养不良，会出现体重下降，体重下降后，肿瘤与周围健康组织的相对关系会发生改变，会导致肿瘤和正常组织的放疗剂量与计划的不一致，使肿瘤控制率下降或正常组织损伤加重。因此，接受放疗患者在治疗过程中以及治疗后一段时间（急性反应恢复期）的营养支持非常重要，患者一定要克服困难，尽可能保持体重不下降。

放疗过程中，对食物的种类没有特殊要求，以**高蛋白、易消化和易吸收的食物**为主，一般忌食辛辣食物，对头颈部、胸部、食管癌等放疗患者，食物要求软，不宜吃带骨和坚硬食物，以免损伤口腔或食管黏膜，加重放疗反应等。

205. 接受放、化疗的肿瘤患者为什么要频繁进行血常规检查？

因为放、化疗对患者骨髓造血功能有影响，因此，接受放、化疗的肿瘤患者在放、化疗之前一定要进行血常规检查，以确定是否能够进行放化疗。血常规检查白细胞计数需 $> 3.0 \times 10^9/L$、血小板计数需 $> 80 \times 10^9/L$ 患者才能进行放、化疗。若白细胞、血小板太低，是不能进行放、化疗的。如果在白细胞、血小板计数较低时进行放、化疗，药物会进一步抑制骨髓的造血功能，进而使得白细胞、血小板数量进一步的降低，很容易使患者免疫力下降，易发感染，或者血小板数量太低造成出血等危险情况。在放、化疗期间以及结束后也要定期复查血液常规检查，以监测患者骨髓造血状态。

放、化疗结束后为什么也要定期监测血常规呢？有的患者在放、化疗结束时查血常规可能是正常的或者稍低，不需要药物进一步治疗，但是一般的化疗药物或者放疗的射线还会有后期效应，这些效应并不能完全在治疗期间显现，在治疗结束后还会继续影响骨髓的造血功能，使得白细胞、血小板数量进一步降低，所以也还是需要定期复查血常规，以便及时发现问题，及时给予相应的治疗，防止紧急危险情况的发生。

（四）内科治疗

206. 什么是化学药物治疗？

化疗是化学药物治疗的简称，是指用化学合成药物治疗肿瘤及某些自身免疫性疾病的主要方法之一。化疗是一种"以毒攻毒"的全身治疗方法。这类药物主要基于肿瘤细胞较正常细胞增殖更快的特点，通过直接破坏肿瘤细胞的结构或阻断细胞增殖过程中所需的物质来达到杀伤肿瘤细胞的目的。因此，化疗对正常细胞和机体免疫功能等也有一定程度的损伤，可导致机体出现不良反应。

207. 化疗是天天做吗?

医生说的 3 个星期为 1 个周期,要化疗 4 个周期,那是需要在医院治疗 12 个星期也就是 3 个月吗? 这种理解是不对的,医生说的 1 个周期包括用药时间和休息时间。在一个周期中不是每天都用化疗药物,大部分化疗药物在每 21 天或者 28 天里的 1 个周期内只有 3~5 天有化疗药物,其余时间休息。某些靶向药物使用的时间会相对较长,如重组人内皮抑素就需要连续使用 14 天。药物使用的频率是根据其不良反应、代谢时间及人体恢复周期决定的。总的来说,不论什么样的治疗方案,每个周期都会有一定的休息时间。

208. 如何判断患者是否可以耐受化疗?

化疗过程中可能会出现许多不良反应,或者只出现部分,也可能没有任何不良反应出现。这些都取决于化疗药物的种类和剂量,以及每个不同机体对化疗药物的反应。不良反应持续的时间主要取决于身体状况和所采用化疗方案,正常细胞一般在化疗结束后会自我修复,所以大多数不良反应会在化疗结束后缓慢消失,极少会持续较长时间。在每个化疗方案实施之前,医生和护士都会询问患者很多看似"不相关"的事情,如有没有高血压、糖尿病、胃溃疡等基础疾病,有没有抽过烟、喝过酒,有没有食物或者是药物过敏,可不可以爬上 3 楼,中间需要休息几次,甚至是身高和体重等,这些问题都可以判断患者当时的体力状况,再去选择可以耐受的合适方案,每个人的药物剂量都是根据身高、体重算出来的,是不一样的。

209. 膀胱癌化疗有哪些形式？

从给药的途径来说，膀胱癌的化疗分为膀胱内灌注化疗和全身化疗两种形式。膀胱内灌注化疗通过导尿管将化疗药物直接注入膀胱内。全身化疗是通过静脉输注化疗药物。这两种形式的化疗目的不一样，膀胱内灌注化疗主要目的是降低膀胱癌局部复发的风险，而全身化疗则主要是为了降低肿瘤全身转移的风险。

210. 膀胱腔内灌注化疗药物能治疗膀胱癌吗？

直接采用膀胱腔内灌注化疗药物治疗膀胱癌的疗效远不如手术治疗，因此，通常单纯不采用膀胱内灌注化疗的方法治疗乳头状癌、菜花状癌等。但对于膀胱原位癌患者，膀胱内灌注化疗药物有一定的疗效，膀胱内灌注卡介苗治疗膀胱原位癌的有效率平均达到76%，但对卡介苗治疗无效的膀胱原位癌患者应考虑行膀胱全切除术。

211. 什么是术后辅助化疗？

有些肿瘤患者即使接受了根治性切除手术，甚至是扩大切除手术，术后仍有可能会出现肿瘤复发或转移。目前研究认为这部分患者在原发肿瘤未治疗前可能就已有肿瘤细胞播散于全身，其中大多数肿瘤细胞被机体免疫系统消灭，但仍有少数肿瘤细胞残留于体内，在一定环境条件下会重新生长，成为复发根源。因此，在手术或放疗消除局部病灶后，若配合全身化疗，就有可能消灭体内残存的肿瘤细胞。这种在根治性手术后进行的化疗叫辅助化疗。目的是杀灭看不见的微转移病灶，减少复发或转移，提高治愈率，延长生存期。是否需要进行辅助化疗主要根据原发肿瘤的大小和淋巴结是否转移，以及是否存在复发或转移的**高危因素**（如分化差、有脉管瘤栓等）来决定。不同类型肿瘤的标准不尽相同，部分患者辅助化疗后还可能需要辅助放疗。

212. 术后多长时间开始进行化疗比较合适？

术后化疗开始的时间主要取决于患者手术后恢复得快慢。通常在手术后 4 周内进行化疗比较合适。

213. 是不是医生建议术后化疗就说明是癌症晚期了？

膀胱癌患者做完局部治疗如手术或放疗后，部分患者需要接受化疗，是意味着肿瘤晚期了吗？不是的，准确地说，是侵犯肌肉的膀胱癌手术后有可能从化疗中获益，减少复发和转移，延长生命和治愈。当然，这种疗效是对整个膀胱癌肌肉受侵的患者群体来说的，对于每个患者则需要视具体情况进行个体化决策是否需要化疗。患者在化疗方案的选择上应该听从医生的建议。需要注意的是，化疗不是"照葫芦画瓢"就能办好的事，要到在有资质的肿瘤内科医生指导下使用。

214. 哪些膀胱癌患者需要做术后辅助化疗？

膀胱癌患者术后若病理证实为侵犯到膀胱肌层及同时伴有复发、转移的**高危因素**（如分化差、有脉管瘤栓等），则建议在手术后行辅助化疗，可提高患者的生存。

215. 都说化疗很伤身体，能不能采用中药或者生物免疫治疗替代全身化疗？

许多膀胱癌患者或家属一听说需要做全身化疗都害怕并担心患者耐受不了。确实全身化疗会给患者带来不适，但给患者带来的好处更多，可以延长生存及治愈肿瘤，这些都是通过大型临床研究确认的。中药或生物免疫治疗能不能给患者带来同样的益处并没有确切的研究证据。因此，不建议采用中药或生物免疫治疗替代全身化疗。

216. 化疗药物应该选择进口的还是国产的？

进口药物和国产药物都是经过国家药监局审批的正规药物，只要是同一种药物，其成分是一样的，理论上起的作用也应该是一样的。但进口药物和国产药物在制作工艺上多少会有区别。仿制药品用于临床前有关部门会比较国产药物与进口药物的疗效与不良反应，一般来讲不会有很大差别，否则就不会被批准在国内使用。但临床中发现一些患者或家属更相信进口药物。究竟怎么选药，患者有很大的发言权，就像国产电视和进口电视一样，患者主要根据自己经济状况或其他因素来选择。

217. 什么是化疗方案？

当肿瘤专科医生给肿瘤患者实施化疗时，会针对不同的肿瘤类型、患者的身体状况和既往的治疗情况来选择合适的化疗方案进行治疗，化疗方案通常是一种或几种化疗药物的联合应用。为什么将几种药物联合应用呢？因为化疗的主要目的是最大程度地杀伤肿瘤细胞，同时还要减少化疗药物对人体正常细胞的不良反应，因此医生会考虑药物对肿瘤细胞的杀伤力、药物的毒性、对肿瘤分期的影响、患者的耐受情况等，然后从科学的化疗方案中选出最优的方案进行治疗。

218. 化疗前患者和家属都需要做哪些准备？

治疗开始前需要向主管医生充分了解可能发生的不良反应，做到心中有数。家属安排好陪护，要协助患者，仔细观察发生了哪些不良反应。有些化疗药物可能会引起过敏等突发事件，治疗期间最好有家人陪护。化疗过程中如果出现不良反应，不要忍受和拖延，及时告知医生，及早处理，将化疗带来的痛苦控制在最轻、最小。

219. 对膀胱癌有效的化疗药物有哪些？

对膀胱癌有效的化疗药物种类很多，包括铂类（顺铂、卡铂）、烷化剂（环磷酰胺、异环磷酰胺）、蒽环类（阿霉素）、紫杉类（紫杉醇、多西紫杉醇）、甲氨蝶呤、丝裂霉素、长春碱类（长春碱又称长春花碱、长春新碱）、吉西他滨、培美曲塞以及5-FU等。

220. 膀胱癌常用的联合化疗方案有哪些？

GP 方案（又称 GC 方案，健择＋顺铂）和 M-VAC 方案（甲氨蝶呤＋长春碱＋阿霉素＋顺铂）是两个标准化疗方案。但 M-VAC 方案不良反应较大，患者耐受比较差，近年来多数学者采用疗效相当、不良反应较小的 GP 方案替代。其他常用的化疗方案还包括 CAP 方案（环磷酰胺+阿霉素+顺铂）、CMV 方案（顺铂+甲氨蝶呤+长春碱）、DC 方案（多西紫杉醇+顺铂）、TC 方案（紫杉醇+卡铂）等等。

221. 哪些情况膀胱癌患者需要做全身化疗？

全身化疗是指通过静脉输注化疗药物，通过血液循环将药物带到全身各处，从而杀灭已经转移出去的癌细胞。膀胱癌是膀胱尿路上皮细胞发生恶变所致，如果肿瘤生长突破了膀胱的尿路上皮、侵犯到膀胱肌层，那么发生远处转移的风险就会大大增加，这种情况下需要行全身化疗。另外，如果确诊时已经存在其他器官或淋巴结转移的患者就更加需要做全身化疗了。

222. 全身化疗能不能治愈转移性膀胱癌？

如果已经出现了其他器官转移，应该首先选择全身化疗。膀胱尿路上皮癌是一种对化疗相对敏感的癌种，大约 50% 患者化疗后肿瘤可以缩小一半以上，12% 患者经过化疗肿瘤可以完全消退，10% 患者在化疗结束后 5 年病情仍然没有进展。这意味着即使膀胱癌发生了转移，通过全身化疗还是有机会获得长期、高质量的生存甚至治愈的机会。

223. 为什么对不同膀胱癌患者会选择不同的化疗方案？

肿瘤内科医生在制定化疗方案时会综合考虑多个方面，包括原发肿瘤性质、恶性程度、分期、患者一般状态、能不能耐受多个药物联合化疗、是否合并基础疾病（如心脏病、糖尿病）、以前是否做过其他方案化疗、这些方案的疗效好不好等。举例说明，顺铂有较明显的**肾毒性**和消化道反应，肾功能不好、年老体弱的患者就要慎用顺铂，这时医生可能考虑用卡铂来替代顺铂。

224. 不同的膀胱癌患者用同种化疗方案为什么疗效会有差异？

目前还没有一个化疗方案治疗肿瘤是百分之百有效的。一个方案如果有效率高，只是意味着采用这种方案治疗患者有效的可能性大一些，但并不代表每例患者都会有效。虽然都是膀胱癌，但是不同患者的膀胱癌内在物质（如基因、蛋白质）变化会存在很大差别，导致对化疗药物的敏感性有很大不同。因此，治疗后疗效也会有差别。现有的检测手段还无法确切预测治疗的有效性，不过随着药物遗传学等检测技术的成熟，在不远的将来这一手段会使患者治疗的有效性提高。

225. 化疗过程中会出现哪些不良反应？

化疗过程中常见不良反应包括**胃肠道反应**（恶心、呕吐）、血液毒性（白细胞数量低、血小板数量低、贫血）、肝**肾毒性**（肝肾功能异常）、**神经毒性**（手脚麻木、耳鸣）、皮肤毒性（脱发、脱皮、皮疹、脓疱）、心脏毒性（心慌、心律失常、心绞痛）、乏力等。

226. 是不是化疗的不良反应越大疗效越好？

只要化疗，不良反应几乎不可避免。不能根据化疗不良反应的程度来判断化疗效果。并不是化疗不良反应越大效果越好，没有化疗不良反应就没有效果。化疗成功与否，在很大程度上取决于如何解决好疗效与不良反应之间的关系。不同个体对药物的吸收、分布、代谢、排泄可能有差异，要密切观察与监测每个患者。这不意味着为了追求疗效就可以无止境地增加药物剂量，在剂量增加的同时，不良反应也在增加，在患者可以耐受的不良反应情况下，兼顾最适合患者的最大药物剂量才是保证疗效的最好方法。

227. 化疗患者为什么会掉头发？头发掉了会再长么？如果头发掉了该怎么办？

化疗药物进入体内后会抑制组织的生长，机体内生长最为旺盛的组织最容易被抑制，这些旺盛的组织常见于骨髓、胃肠道黏膜等，发根也是一个生长极为旺盛的部位，因此也容易被化疗药物所抑制。化疗后一旦发根被抑制就会掉头发，有的人掉得更加明显，甚至眉毛、胡须及其他体毛都掉光。但是当化疗结束后这些抑制毛发生长的因素就逐渐淡出了，毛发的发根又会逐渐恢复生长，个别患者重新长出的头发还是卷发，但时间久了还是会变成直发。在医院化疗后出现脱发的现象十分常见，别人不会出现惊异的目光，但在其他场合可能会感到尴尬。如果要解决这种现象，可以到商店购买假发。戴假发不光是患者的专利，也是很多人的爱好，可以随心挑选中意的假发，体会平时不曾尝试的事物。当然随着科技的进步有些治疗药物已经有所改进，我们相信治疗后掉头发的现象会逐渐得以改善。

228. 化疗后呕吐怎么办？

呕吐是患者对化疗药物常见的不良反应，以往没有有效的镇吐药物，所以用药后呕吐明显，很多年前患者抱着脸盆吐。随着化疗后患者呕吐的机制被搞清后，开发了很多有效的镇吐药物，这些药物的使用极大地缓解了患者的消化道反应，现在已经很少再看到因为长期呕吐反应而不能坚持化疗的患者了。镇吐药物大多是经静脉使用，也有口服的，可以结合使用，如果还不理想还可以结合激素（地塞米松）治疗。但是这些止吐药物也有自己的不良反应，如便秘、腹胀等。

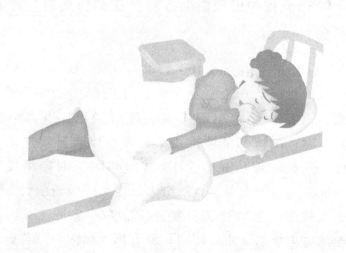

229. 化疗中出现白细胞减少应如何处理？患者应注意哪些问题？

化疗过程中白细胞减少会导致被迫减量或停用化疗，近期容易造成严重感染，如果白细胞计数低于 $1.0×10^9/L$ 持续 5 日以上时，发生严重细菌感染的机会明显增加。这时可以根据白细胞降低的程度选择一些合适的药物升高白细胞，如果白细胞计数略微降低，可以口服升白细胞药物，当白细胞下降程度较重时应该使用一些粒细胞集落刺激因子。

化疗给药结束，回家休息过程中出现白细胞减少时一定要注意自我保护，一旦发现白细胞计数开始降低，及时与主管医生联系，密切监测白细胞情况，并注意保暖及休息，避免着凉，避免过度接触人群，降低感染风险。

230. 化疗中出现血小板减少应如何处理？患者应注意哪些问题？

血小板计数正常值为（100～300）$×10^9/L$，血小板减少会引起出血时间延长。理论上当血小板计数 $<50×10^9/L$ 时，会有出血危险，轻度损伤可引起皮肤黏膜的淤点；当血小板计数 $<20×10^9/L$ 时，出血的危险性增大，常可以有自发性出血，需要预防性输入血小板；血小板计数 $<10×10^9/L$ 时容易发生危及生命的中枢神经系统出血、胃肠道大出血和呼吸道出血。化疗中出现血小板减少引起的严重出血并发症并不多见。有出血倾向的，应输注血小板以及止血药物；没有出血倾向者，若血小板计数 $>20×10^9/L$，应该卧床休息，避免磕碰，使用一些血小板生长因子等药物，观察病情。

231. 化疗多长时间可以看出疗效？

不同的肿瘤对化疗的敏感性不一样，有的肿瘤如果有效会很快看到疗效，如小细胞肺癌、淋巴瘤等。但就大多数肿瘤来讲，要评估疗效需要做两个周期后再评价，过早评估疗效很可能会冤枉一些治疗，因为还没有看见肿瘤大小出现明显变化，但是也不能等的时间太长，如果无效的话也会耽误治疗。

232. 化疗后如何评价化疗效果？

在化疗药物治疗过程中，正确评价药物的有效性十分关键。化疗前后都会反复做血液学检查和 CT 等用于评价化疗效果。医生会用肿瘤完全缓解（CR）、肿瘤部分缓解（PR）、肿瘤稳定（SD）、肿瘤进展（PD）的医学用语总结这段时间的治疗效果。实际上对于大多数药物治疗不敏感的肿瘤或晚期肿瘤患者，如果一味强调理论上的 CR、PR，是不切实际的。医生治疗肿瘤时不但会看肿瘤大小的变化，更需要考虑到患者的生存质量和生存期。很多晚期肿瘤患者通过综合治疗可以长期"带肿瘤生存"，这样的治疗效果和实际意义不亚于 CR、PR 的结果。

233. 如果化疗效果不好，该怎么办？

化疗效果不好的时候，最好跟主治医生沟通，分析治疗无效的可能原因。对于某种癌症患者来说，即使采用目前最有效的方案，仍有一部分患者无效。由于影响化疗效果的因素很多，对某一个特定的患者而言，目前又没有特别有效的方法提前预知哪些化疗方案是有效的，哪些是没有效的，只能通过实施化疗以后才知道疗效如何。当然，化疗也不是完全盲目的，有经验的医生会根据患者肿瘤的特点，选择最适合于该患者的化疗方案。万一该方案无效，也会分析治疗失败的原因，提出下一步的合适治疗方法。

234. 什么是靶向治疗？

分子靶向治疗（简称靶向治疗）是指药物进入体内会特异地选择分子水平上的致癌位点来相结合发生作用，使肿瘤细胞特异性死亡，而不会波及肿瘤周围的正常组织细胞。所以分子靶向治疗又被称为"生物导弹"，一般只对肿瘤有抑制作用，而对正常组织伤害作用很小，特点是高效、低毒，是一种理想的肿瘤治疗手段。

235. 靶向治疗药物属于化疗吗？

靶向治疗本质上属于一种生物治疗，不属于化疗，两者之间存在本质的区别。传统意义的化疗药物主要指细胞毒性药物，它们是一种具有杀伤性的化学物质，除了对肿瘤细胞具有杀伤作用外，对于许多同样分裂旺盛的正常组织细胞也有毒性，如白细胞、血小板、胃肠道黏膜、发根等。所以化疗往往会造成一些相关副作用，例如白细胞计数下降、血小板计数下降、恶心、呕吐、脱发等。靶向治疗药物理论上只针对肿瘤细胞，对正常组织影响小，所以往往不会出现化疗相关的不良反应。

236. 有没有专门针对膀胱癌的靶向药物？

靶向药物是近 10 余年来肿瘤内科治疗的新进展，目前还没有针对膀胱癌的特效靶向药物。不过相关的基础和临床研究正在进行中。例如，抗新生血管形成的靶向药物贝伐珠单抗就已经在早期的临床研究中获得了很好的结果。相信不久将来，膀胱癌也会拥有专门的靶向药物。

237. 化疗期间饮食应注意些什么？有忌口吗？

化疗期间应注意饮食问题，而且中国人本来就非常重视这方面。但是现实中对这个问题的认识存在着许多误区。受传统的思维影响，人们有很多奇怪的认识，例如忌口的问题：治疗中不能吃无鳞鱼、不能吃蛋白质、不能吃羊肉等；还有的患者认为应该使劲补，天天补品不离口。出现这些现象和传统思维方式有关。食物对疾病产生影响的情况其实并不多，如食用海产品对甲状腺功能亢进、食用过多的淀粉或含糖的事物对糖尿病、饮酒及海鲜火锅等对痛风等病会出现影响。但是一般的鱼、肉类食物对肿瘤并没有影响，一些不实的传言并没有证据来支持。设想一个肿瘤患者本来身体就受到疾病的困扰，常出现营养不良，如果再不及时补充营养则会对患者的病情造成消极的影响。化疗期间患者常常有**胃肠道反应**，如恶心、呕吐、食欲不好等，这时饮食应该清淡，但应富于营养，并且应服用一些纤维素以帮助解决一些便秘问题。化疗过后休息阶段可以再适当地增加营养。有人认为应多食补品，补品是什么？其实只是个概念而已，有些含有激素补品对患者不见得有益。只要患者有食欲，正常的饮食就是最好的补品，花较少的钱可以获得一样的效果。

238. 化疗期间可以同时吃中药吗？

化疗期间可以口服一些保护骨髓、培本扶正的中成药或者汤药减轻化疗的不良反应。但最好不要同时服用"抗癌"中药。这类中药不仅攻击肿瘤细胞的作用有限，而且很多具有相当大的肝肾毒性，会进一步加重患者的不良反应。

239. 化疗期间需要加强锻炼、增强体质吗？

化疗后，很多患者在短时间内都会出现恶心、呕吐、食欲下降、乏力等症状，这段时间最好不要进行高强体力的运动，以静养和轻微体力活动如短时间慢走为主。等化疗不良反应缓解后，再逐渐加强体力活动，原则上以不累为宜。

（五）介入治疗

240. 什么是肿瘤的介入治疗？

肿瘤的介入治疗是指在医学影像设备（血管造影机、透视机、CT、MRI、B超）的引导下，通过微小的切口或穿刺点将特制的导管、导丝等精密器械引入肿瘤部位，对肿瘤或相关疾病进行治疗的一门新兴学科。

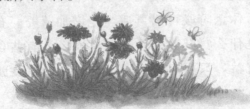

241. 什么叫动脉栓塞术？什么叫化疗栓塞术？

经导管将栓塞剂释放到病变部位血管内，引起动脉暂时性或永久性阻塞的手术称为动脉栓塞术。如果在注入栓塞剂同时加入化疗药物则被称为化疗栓塞术。

242. 什么是膀胱癌的介入治疗？

膀胱癌的介入治疗多采用血管内介入治疗，即经股（大腿）根部的股动脉进行介入治疗（介入治疗）通过在膀胱癌的供血动脉灌注化疗药物和（或）栓塞肿瘤供血血管，达到直接杀灭肿瘤细胞和阻断肿瘤生长供血血管的双重效果。

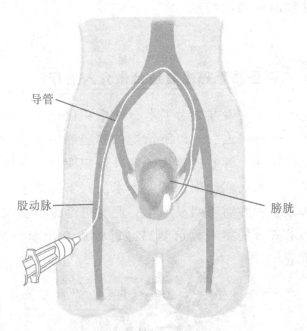

膀胱癌介入治疗示意图

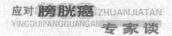
243. 膀胱癌介入治疗常用的化疗药物和栓塞剂有哪些?

膀胱癌介入治疗常用的化疗药物主要包括铂类（主要选用顺铂）、阿霉素类、5-氟尿嘧啶、丝裂霉素等。膀胱癌介入治疗常用的栓塞剂主要包括明胶海绵、弹簧圈等。化疗药物和栓塞剂选用的种类、剂量等，需要医生在术前、术中全面评估患者的病情来决定。

244. 与外科手术相比，介入治疗肿瘤有哪些特点?

与外科手术相比介入治疗肿瘤具有创伤小、简便、安全、并发症少和住院时间短的特点。

245. 哪些膀胱癌患者适合做介入治疗?

膀胱癌治疗的主要方法为手术、放疗和化疗等，介入治疗也是膀胱癌治疗的方式之一。以下情况的膀胱癌患者适合进行介入治疗：发现比较晚，肿瘤比较大，向外侵犯明显，无法手术切除的；由于身体其他病症受限，不能手术的；不愿意手术的。介入治疗后，部分患者肿瘤可明显缩小，此时可继续接受手术；即便完全失去手术机会的患者也可明显减轻疼痛和出血，延长寿命，提高生存质量。

246. 膀胱癌的介入治疗如何进行？

膀胱癌的介入治疗手术时间较短，通常只需半个小时左右。操作步骤主要包括：局麻后通常选择右侧大腿根部的股动脉行穿刺插管，根据术前影像学检查结果，将动脉导管选择性插入患者病变侧的髂内动脉行造影检查，进一步明确病变的范围和血供情况等；根据造影将导管超选择插入病变主要的供血动脉（通常是膀胱动脉），一次性灌注化疗药物，根据治疗需要可以选用栓塞剂栓塞肿瘤的供血血管；由于膀胱接受双侧动脉支供血，在完成病变侧的灌注化疗与栓塞后尚需进行另一侧造影检查和治疗，但治疗还是以病变侧为主；膀胱癌大出血的介入治疗通常以栓塞为主，使用栓塞剂的类型及方式要根据术中造影情况决定。

247. 肿瘤患者介入治疗前需要做哪些准备？

术前患者需要备皮，并洗澡更换内衣裤及病号服；术前 4~6 小时禁食，以免术中注入药物引起呕吐导致窒息；练习床上排便，以防术后排便困难引起尿潴留等；手术当日 7：00 开始记录尿量直到第二日 7：00；术前要排空大小便。

248. 膀胱癌的介入化疗有哪些不良反应？

膀胱癌介入化疗的不良反应相比静脉化疗少而轻，患者术后恢复较快。主要不良反应和并发症包括：使用化疗药物所产生的恶心、呕吐、脱发等，一般经过对症处理均可缓解；化疗药物所致的肝、肾功能损害，通常较轻，经过相应的治疗可以恢复；由于膀胱组织和病变缺血坏死所导致的血尿，症状可逐渐消失；少数患者动脉栓塞后可出现臀部麻胀感，一般在治疗后 5 ~ 6 天消失。

249. 膀胱癌患者介入治疗后的注意事项有哪些？

膀胱癌患者介入治疗后的必须注意的事项：

（1）防止穿刺点出血：①回病房要采用仰卧位，穿刺点需要按压约 2 小时，注意穿刺部位敷料有无渗血、松紧是否适宜，谨防穿刺点出血及血肿发生，如有异常应及时通知医生；②穿刺侧下肢肢体尤其是髋关节要保持伸直、制动约 8 小时，8 小时候后方可翻身，翻身方法是患者用手紧压穿刺处向健侧转动体位，避免屈膝、屈髋；③24 小时后可下床活动，但应尽量避免下蹲及增加腹压的动作。

（2）饮食方面：膀胱癌患者介入治疗前可进食少量流质，避免术中化疗引起呕吐或进食过少引起低血糖等；住院期间需要进温和、无刺激、清淡、易消化、高热量、高蛋白、维生素丰富的饮食，少进豆类、奶类制品，避免引起肠胀气，治疗后鼓励患者多喝水，加快化疗药物代谢产物、造影剂的排泄。

（六）疼痛治疗

250. 什么是癌性疼痛？疼痛分几级？

癌性疼痛是由于肿瘤在局部或转移部位侵犯或压迫神经纤维所造成的疼痛。癌性疼痛是肿瘤发生发展中的并发症状，疼痛的性质及范围取决于肿瘤生长的部位及对周围神经侵犯的程度。

疼痛是一种令人不快的主观感受，为了能够客观地评价疼痛的程度、合理地选择镇痛药物治疗及评价镇痛效果，医学上制定了多种评价疼痛程度的方法，以下三种是目前世界范围内通用的评估标准。

（1）数字分级法（NRS）：使用疼痛程度数字评估量表。疼痛程度分为：轻度疼痛（1～3），中度疼痛（4～6），重度疼痛（7～10）。

（2）面部表情疼痛评分量表法：此表用于表达困难的患者，如儿童、老年人，以及存在语言或文化差异或其他交流障碍的患者。

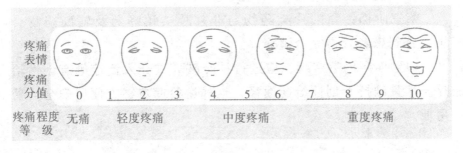

疼痛程度面部表情评分法

（3）主诉疼痛程度分级法（VRS）：根据患者对疼痛的表述，将疼痛程度分为：

轻度疼痛：有疼痛但可忍受，生活正常，睡眠无干扰。

中度疼痛：疼痛明显，不能忍受，要求服用镇痛药物，睡眠受干扰。

重度疼痛：疼痛剧烈，不能忍受，需用镇痛药物，睡眠受严重干扰，可伴自主神经紊乱或被动体位（不能依靠自身的力量来调整或变换肢体的位置，处于一种固定而不适的状态）。

251. 世界卫生组织推荐的治疗癌痛三阶梯镇痛方案是什么?

为了提高癌症患者的生活质量,到达持续镇痛的效果,使癌痛患者夜间能够睡觉,白天休息、活动、工作时无痛,世界卫生组织推荐采用三阶梯镇痛方案,其具体分类如下:

第一阶梯:应用非阿片类药物止痛,加用或不加用辅助药物。

第二阶梯:如果疼痛持续或加剧,在应用非阿片类镇痛药基础上加用**弱阿片类药物**和辅助药物。

第三阶梯:强阿片类药物与非阿片类镇痛药及辅助药物合用,直到患者获得完全镇痛。

如果疼痛仍然持续,应进行神经破坏或介入治疗等有创性治疗。**尽量维持无创性给药途径,这种途径简单、方便、安全、费用低。**

252. 什么是非阿片类镇痛药?

非阿片类镇痛药是指镇痛作用不是通过激动体内阿片受体而产生的镇痛药物。按作用机制主要分为以下两类:

(1)非甾体类抗炎镇痛药:具有解热镇痛、多数兼具消炎、抗风湿、**抗血小板聚集**作用的药物。主要用于治疗炎症、发热和疼痛。

(2)非阿片类中枢性镇痛药:作用于中枢神经系统,影响痛觉传递而产生镇痛作用。

253. 什么是阿片类镇痛药？

阿片类镇痛药为一类作用于中枢神经系统，激动或部分激动体内阿片受体来选择性减轻或缓解疼痛的镇痛药。对其他感觉无明显影响，并能使患者保持清醒。它的镇痛作用强，还可消除因疼痛引起的情绪反应。阿片类镇痛药按药物来源可分为以下三类：

（1）天然的阿片生物碱，如吗啡、可待因。

（2）半合成的衍生物，如双氢可待因。

（3）合成的麻醉性镇痛药，如哌替啶（杜冷丁）、**芬太尼族**、美沙酮等。

254. 按三阶梯镇痛方案常用的镇痛药都有哪些？

很多患者不知道自己服用的药物属于哪一个阶梯，按三阶梯止痛方案常用的镇痛药有：

第一阶梯：轻度镇痛药，以非甾体类药物为主。常用的有阿司匹林、意施丁（吲哚美辛控释片）、泰诺林（对乙酰氨基酚为主）、百服宁（对乙酰氨基酚为主）、必理通（对乙酰氨基酚）、散利痛（对乙酰氨基酚+咖啡因等）、芬必得（布洛芬）、扶他林（双氯芬酸钠）、凯扶兰（双氯芬酸钾）、奥湿克（双氯芬酸钠+米索前列醇）、奇诺力（舒林酸）、莫比可（美洛昔康）、萘普生、西乐葆等。

第二阶梯：中度镇痛药，以**弱阿片类药物**为主。常用的有奇曼丁（盐酸曲马多缓释片）、泰勒宁（氨酚羟考酮）、路盖克（可待因+对乙酰氨基酚）、氨酚待因（可待因+对乙酰氨基酚）、双克因（酒石酸二氢可待因控释片）、泰诺因（可待因+对乙酰氨基酚）、盐酸丁丙诺啡舌下片、强痛定布桂嗪针剂等。

第三阶梯：重度镇痛药，强阿片类药物。常用的有美施康定（硫酸吗啡控释片）、奥施康定（盐酸羟考酮控释片）、多瑞吉（芬太尼透皮贴剂）、盐酸吗啡片剂及针剂、盐酸哌替啶（杜冷丁）片剂及针剂等。

255. 什么是药物的依赖性？镇痛药会产生依赖性吗？

药物的依赖性俗称药瘾或瘾癖，它分为精神依赖和躯体依赖两种。

精神依赖称心理依赖，也就是通常所说的成瘾性，是指患者对某种药物特别渴求，服用后在心理上有特殊的满足感。镇痛药物容易产生成瘾性，阿片类药物成瘾的特征是持续地、不择手段地渴求使用阿片类药物，主动觅药，目的不是为了镇痛，而是为了达到"欣快感"。这种对药物的渴求行为会导致药物的滥用。对精神依赖的过于担心是导致医生和患者未合理使用阿片类药物的重要原因。大量国内、外临床实践表明阿片类药物用于癌症患者镇痛成瘾者极其罕见。

躯体依赖是指重复多次给同一种药物，使其中枢神经系统发生了某种生理或生化方面的变化，致使对某种药物成瘾，也就是说需要某种药物持续存在于体内，否则药瘾大发产生戒断症状。阿片类药物成瘾表现为用药一段时间后，突然停用阿片类药物后出现的流涕、流泪、打哈欠、出汗、腹泻、失眠及焦虑、烦躁等一系列不舒服的戒断症状。戒断症状容易通过逐渐减少用药剂量来避免。

躯体依赖性是阿片类药物的正常药理学现象，癌痛患者通常使用的是阿片类药物的控或缓释剂型，极少发生精神和（或）心理依赖。癌痛患者如发生药物依赖性并不妨碍医生有效地使用此类药物。

256. 长期用阿片类镇痛药会成瘾吗？

对阿片类药物成瘾的恐惧是影响患者治疗疼痛的主要障碍。世界卫生组织对癌痛患者使用镇痛药已经不再使用成瘾性这一术语，替代的术语是药物依赖性。镇痛药躯体依赖性不等于成瘾性，精神依赖性才是人们常说的成瘾性。躯体依赖性常发生于癌痛治疗过程中，表现为长期用阿片类药物后对药物产生一定的躯体依赖性，突然中断用药会出现流涕、流泪、打哈欠、出汗、腹泻、失眠及焦虑、烦躁等不舒服的症状（戒断症状）。癌痛患者因疼痛治疗的需要对阿片类药物产生耐受性（需要适时增加剂量才能达到原来的疗效）及躯体依赖性是正常的，并不意味着已"成瘾"，不影响患者继续安全使用阿片类镇痛药。在医生的指导下，采用阿片类药物控释、**缓释制剂**，口服或**透皮给药**，按时用药等规范化用药方法，可以保证理想的镇痛治疗。

257. 癌痛患者应该什么时候开始镇痛治疗？

目前主张，癌症患者一旦出现疼痛就应及早开始镇痛治疗，而不必忍受疼痛的折磨。疼痛会影响患者的生活质量，使患者无法正常睡眠、工作、娱乐等，部分患者还会出现抑郁、焦虑、消沉等心理障碍。早期癌痛在疾病未恶化时，及时、按时用药比较容易控制，所需镇痛药强度和剂量也最低，还可避免因治疗不及时最终发展成难治性疼痛。

258. 阿片类药物是治疗癌痛的首选吗？

阿片类药物是最古老的镇痛药，也是迄今为止最有效的镇痛药。世界卫生组织提出："尽管癌痛的药物治疗及非药物治疗方法多种多样，但是在所有止痛治疗方法中，阿片类镇痛药是癌痛治疗中必不可少的药物。对于中度及重度的癌痛患者，阿片类镇痛药具有无可取代的地位"。在癌痛治疗中之所以对阿片类镇痛药的作用有如此高的评价缘于这类药物的以下三大特点：

（1）镇痛作用强：阿片类药物的镇痛作用明显超过其他非阿片类镇痛药。

（2）长期用药无器官毒性作用：阿片类药物本身对胃肠道、肝、肾器官无毒性作用。

（3）无天花板效应：因肿瘤进展而使患者癌痛加重时，或用阿片类药镇痛未达到理想效果时，可通过增加阿片类药物的剂量提高镇痛治疗效果，其用药量无最高限制性剂量。

259. 阿片类药物的不良反应有哪些？出现后应立即停药吗？

阿片类药物常见的不良反应主要为便秘（发生率90%）和恶心、呕吐（发生率30%），其他包括眩晕（发生率6%）、尿潴留（发生率5%）、皮肤瘙痒（发生率1%）、嗜睡及过度镇静（少见）、躯体和精神依赖（少见）、阿片过量和中毒（少见）、精神错乱及中枢神经不良反应（罕见）。除便秘以外，其他不良反应一般出现在用药初期，数日后患者都会逐渐耐受或自行消失。出现便秘时可采用对症治疗，不影响患者继续用药。在医生正确指导下用药，其他少见和罕见的不良反应可减少或避免发生。所以患者不必担心阿片类会发生严重不良反应而停药。

260. 害怕增加阿片类药物剂量，疼痛部分缓解就可以凑合了?

有些患者因害怕药物成瘾而不敢增加阿片类药物剂量，造成用药剂量不足，这样会导致镇痛不足，长期疼痛刺激将使疼痛进一步加重，形成神经病理性疼痛等难治性疼痛，形成恶性循环。对于癌症患者，疼痛治疗的主要目的应该是根据患者具体情况合理、有计划地综合应用有效镇痛治疗手段，最大限度缓解癌痛症状，持续、有效地消除或减轻疼痛，降低药物的不良反应，最大限度地提高患者的生活质量。理想的镇痛治疗应该是使患者达到无痛休息和无痛活动，消除疼痛是患者的基本权利，所以每个癌痛患者都不应该忍受不必要的疼痛，要相信疼痛是可以控制的，要在医生的指导下最大限度地缓解自己的疼痛。

261. 癌痛患者在接受其他抗肿瘤治疗的同时可以使用镇痛药吗?

许多癌症患者在进行化疗、放疗、手术治疗或其他抗肿瘤治疗的过程中出现疼痛，这些患者通常会担心镇痛药会影响抗肿瘤治疗的效果而尽量忍受疼痛。目前的研究显示镇痛药对其他抗肿瘤药没有不良影响，良好的镇痛可以有助于患者顺利完成其他抗肿瘤治疗。

262. 一旦使用阿片类药就不能停止，需要终身用药吗？

一些服用了阿片类镇痛药的癌痛患者接受化疗、放疗、手术治疗或其他抗肿瘤治疗后，肿瘤得到了控制，疼痛明显减轻，这些患者想知道镇痛药是否可以停止服用。答案是只要疼痛得到满意控制，可以随时安全停用阿片类镇痛药。吗啡日用药剂量在30~60mg 时，突然停药一般不会发生不良反应。长期大剂量用药者，突然停药可能出现戒断综合征。所以长期大剂量用药的患者应在医生指导下逐渐减量停药。

263. 哌替啶是最安全有效的镇痛药吗？

经常有一些患者会对医生说："我疼得很厉害，吃药没用，我要打杜冷丁"，这种观点是错误的，目前，世界卫生组织已不再推荐使用哌替啶（杜冷丁）作为癌痛患者的镇痛药物。哌替啶的镇痛作用强度仅为吗啡的 1/10，在体内的代谢产物具有潜在**神经毒性**及**肾毒性**。此外，因哌替啶口服吸收利用率差，多采用肌内注射给药，肌内注射使患者注射局部产生硬结和新的疼痛感，不宜用于慢性癌痛的治疗。

264. 长期服用阿片类药物有最大剂量的限制吗？

阿片类药物是目前发现镇痛作用最强的药物，并且没有"天花板"效应，镇痛作用随剂量的增加而增强，因此，并不存在最大剂量。对个体患者而言，最佳剂量是指最有效的镇痛作用和可耐受的不良反应的药物剂量。所以，只要镇痛治疗需要，都可以使用最大耐受剂量的阿片类镇痛药，达到理想缓解疼痛。

（七）输血治疗

265. 为什么将 RhD 阴性血叫"熊猫血"？

人类红细胞血型由多达三十多种的血型系统组成，ABO 血型与 RhD 血型只是其中两个，但 ABO 和 RhD 血型系统是目前与人类输血关系最为密切的两个血型系统。大家所熟知 ABO 血型系统将血型分为 A 型、B 型、O 型和 AB 型。而 RhD 血型系统则是将血型分为 RhD 阳性和 RhD 阴性。输血前对供血者和受血者这两种血型都要进行检测，以免出现严重的输血反应。

那么什么叫 RhD 阴性血？当一个人的红细胞上存在有血型抗原 D 时，则被称为 RhD 阳性，用 RhD（+）表示；当缺乏 D 抗原时即为 RhD 阴性，用 RhD（-）表示。RhD（-）的分布因种族不同而差异很大，在白种人中的比例较高，约 15%。而在我国汉族人群中绝大部分人为 RhD 阳性血型，RhD 阴性者比例不足百分之一，正因为极其罕见，类似国宝大熊猫，所以 RhD 阴性血又俗称"熊猫血"。RhD 抗原对临床输血至关重要，"阴性血"患者如接受了 RhD 抗原阳性的血液则有可能引起严重的溶血性输血反应。

266. 血型检测常见结果包括哪些？

自从奥地利医学家 Landsteiner 于 1900 年发现 ABO 血型后，至今已命名 30 个红细胞血型系统，发现了 300 多个血型抗原。

目前与人类输血关系最为密切的是 ABO 和 RhD 两个血型系统。通常所说的血型检测是指 ABO 血型检测，在人群中分布有四种，分别是 A 型、B 型、O 型、AB 型。有数据显示我国汉族人群四种血型频率分别为 20%~30%、20%~38%、30%~40%、6%~12%。Rh 系统中最为重要的为 D 抗原，RhD 血型分阴性和阳性两种，另外，RhD 系统的 C、c、E、e 抗原也与输血密切相关，如果抗体阳性的患者输入有相应抗原的红细胞则可能引发溶血性输血反应。

267. 输血有哪些风险？

目前，我国各级医疗机构为患者提供的血液已经由供血机构按国家规定采用合格试剂进行了严格的检测，受当前科技水平的限制，仍难以避免输血所致的各种传播性疾病和不良反应，输血治疗存在一定风险，主要包括以下情况：①溶血反应；②非溶血性发热反应；③**过敏反应**；④感染病毒性肝炎、艾滋病、梅毒等；⑤感染巨细胞病毒、EB 病毒、疟疾等；⑥输血相关移植物抗宿主病；⑦输血相关急性肺损伤；⑧循环负荷过重；⑨血液输注无效等。另外，肿瘤患者输注红细胞可能对机体免疫系统产生一定抑制，从而加速肿瘤的复发与转移。

268. 出现输血不良反应该如何处理？

由于输血不良反应的多样性，处理方式和手段也不相同。在输血开始后 15 分钟内，医护人员应密切观察患者，确保输血安全。输血不良反应中对患者威胁最大的是急性溶血反应，抢救不及时常导致患者迅速死亡。一旦出现急性溶血反应的征兆（高热、寒战、心搏加快、腰背疼痛、呼吸困难、酱油色尿等），应立刻停止输血，封存血袋，通知输血科复查患者和供血者血型，复查交叉配血结果；临床医生应在第一时间采取抢救措施，包括维持静脉通路、扩容，保持呼吸道通畅、给氧，循环支持，利尿，激素治疗等。输血不良反应中最常见的是**过敏反应**和非溶血性发热反应，程度较轻者在停止输血后常可自行恢复，较重者需药物治疗，如退烧药、抗过敏药，极少数严重者（如过敏性休克）需抢救、抗休克治疗。

输血相关的传播性疾病往往是大家最关心的输血风险问题。解决关键在于预防，一方面供血机构需不断提高检测水平，缩短艾滋病、乙肝等检测窗口期；另一方面临床医生应严格把握输血指征，减少不必要的输注，降低感染机会。

269. 手术中是否需要输血？输注亲属的血是否更安全？

输血是一种治疗手段，术中输血是在出血量达到了输血指征，可以给予适量的血液补充。如果术中出血不少但尚未达到输血指征，考虑术后恢复的问题，也可以给予适量输血。所以术中是否输血还得依照病情。通常情况下，失血量在自体血容量10%以下可不必输血；血容量减少在20%以下，也不必输血，可补充适量的晶体溶液或胶体溶液；当失血量占血容量20%~50%时，在补充适量的晶体溶液或胶体溶液的同时，可输血细胞比容为70%的浓缩红细胞，使患者体内红细胞压积达到35%；当血容量减少在50%以上时，除输浓缩红细胞、晶体溶液或胶体溶液外，还可适量输白蛋白、血浆或新鲜全血，必要时可输用浓缩血小板。

直系亲属不能相互输血是一个医学常识，只是很多人都被电视剧里演绎的亲属输血剧情所误导。《献血法》中明确规定，为保障公民临床急救用血的需要，国家提倡并指导择期手术的患者自身储备血，动员家庭、亲友所在单位及社会互助献血。对于亲友互助献血，人们会有一个误区：献血之后，血会直接给直系亲属用。事实上，亲朋好友参加互助献血之后，血站会规避直系亲属间相互用血。因为有时亲属间（如父母与子女）输血后并发移植物抗宿主病的危险性比非亲属间输血要大得多。再者，很多人觉得自己的亲人平时身体看上去很健康，这并不能真正代表亲人身体真的健康，有一些病症有很大的潜伏性，仅凭人们的肉眼根本无法判别。因此，患者输血治疗应避免使用亲属供者的血液，亲属献血后可由血液中心调剂使用。

270. 肿瘤患者输血会促进肿瘤的复发吗？

会的。1982 年学者 Burrows 等首先报道结直肠癌围手术期接受异体血输注的患者 5 年生存率明显低于未输血患者以来。至今已有大量研究表明输血会促进肿瘤复发，降低肿瘤患者的长期生存率。**围手术期**输血可以抑制患者特异性和非特异性免疫反应，导致肿瘤细胞发生免疫逃逸，从而增加肿瘤术后的复发率。输血引起免疫抑制的确切机制较为复杂，目前还有待进一步研究，可能与单核-巨噬细胞降低，T 淋巴细胞及其他亚群的改变，细胞因子的作用以及白细胞碎片和血浆产物所致的免疫功能抑制有关。因此，肿瘤患者的输血决定需要在充分的权衡利弊后作出。在技术条件成熟的医院，对于未发生转移的早期肿瘤患者，如患者身体情况允许，可首先考虑自身输血。

271. 什么是自身输血？

自身输血是相对于异体输血而言的，即患者接受的血液来自自己的身体。自身输血有三种方式：①贮存式自身输血指术前一定时间采集患者自身的血液进行保存，在手术期间输给患者；②急性等容性血液稀释一般是在麻醉后、手术主要步骤开始前，抽取患者一定量自身血液在室温下保存备用，同时输入替代液（如盐水）使血液适度稀释，使手术中血液的有形成分丢失减少，然后根据术中失血情况将自身血液回输到患者体内；③回收式自身输血指用血液回收装置，将患者体腔积血、手术失血及术后引流血液进行回收、抗凝、滤过、洗涤等处理，然后回输给患者。血液回收必须采用合格的设备，回收处理的血液必须达到一定的质量标准。

272. 哪些患者适合自身输血？

并不是所有患者都适合自身输血，自身输血有其**适应证**。①只要患者身体一般情况好，无心脑血管疾病，血红蛋白>110g/L或血细胞比容>0.33，并且拟行择期手术的，本人签字同意后都可进行贮存式自身输血或者急性等容性血液稀释，但后者必须在术中密切监测血压、脉搏、血氧饱和度、血细胞比容和尿量的变化；②回收式自身输血要求较为严格，以下情况不能进行血液回收：血液流出血管外超过6小时，怀疑流出的血液被细菌、粪便、羊水或消毒液污染，怀疑流出的血液含有癌细胞，流出的血液严重溶血。

（八）日常饮食及营养篇

273. 营养和食物是一回事吗？

营养是机体摄取、消化、吸收、代谢和利用食物或营养素以维持生命活动的整个过程。而食物是维持人体生命和机体活动的最基本物质条件之一。营养是过程，食物是物质。人通过食物摄入满足机体营养的需求，完成生命新陈代谢和运动。

274. 何谓膳食？

膳食就指日常食用的饭菜。根据不同疾病的病理和生理需要，可以将各类食物改变烹调方法或改变食物质地而配制膳食，其营养素含量一般不变。医学上膳食的种类包括常规膳食、特殊治疗膳食、诊断用的试验膳食和代谢膳食。

275. 何谓膳食宝塔？

膳食宝塔是中国营养学会推荐的食谱。塔底由五谷杂粮组成，塔的中部是蔬菜和水果，塔上部是肉类、家禽、水产品、蛋类、豆类和奶制品，塔尖是高脂食物。

推荐每天标准为：油 25～30 克、盐 6 克；奶类及奶类制品 300 克；大豆类及坚果 30～50 克；畜禽肉类 50～75 克、鱼虾类 50～100 克、蛋类 25～50 克；蔬菜类 300～500 克；水果类 200～400 克；谷类薯类及杂粮 250～400 克；水 1200 毫升。

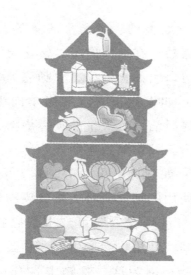

膳食宝塔示意图

276. 哪些食物具有抗癌作用？

（1）谷类及杂粮：玉米、燕麦、米、小麦、黄豆。

（2）蔬菜类：大蒜、洋葱、韭菜、芦笋、青葱、西兰花、甘蓝菜、芥菜、萝卜、番茄、马铃薯、辣椒、甜菜、胡萝卜、芹菜、荷兰芹。

（3）水果类：柳橙、橘子、苹果、猕猴桃。

（4）坚果：核桃、松子、开心果、芝麻。

277. 哪些食物中可能含有致癌因素？

目前了解大约50%癌症患者患病与饮食和营养因素有关，这些因素包括食品本身成分、污染物、添加剂以及食品烹饪加工不当所产生的致癌因素。与这些因素有关的食品：

（1）腌制食品：如腌肉、咸鱼、咸菜等。这些食物中含有较多的二甲基亚硝酸盐，在人体内可以转化为二甲基硝酸铵，这是一种致癌物质，可以引起食管癌、大肠癌等多种恶性肿瘤。

（2）烧烤食品：如人们很喜欢的烤羊肉串、烤牛排等。这些食物中由于被烧烤时沾染了大量的碳燃烧物，而且这些食物中很多烧焦的成分都含有较多的致癌物质。

（3）熏制食物：如熏肉、熏鱼等。这些食物的制作过程类似烧烤过程，熏制使用的烟雾会将大量致癌物质附着于食物上。

（4）油炸食品：油炸食物时可产生致癌物；油炸食物时使用的油，如果多次高温使用也会产生致癌物质。

（5）霉变的食物：因为这些食物中含有一种叫做黄曲霉菌的毒素，这些黄曲霉毒素也是较强的致癌物质。

（6）重复烧开的水：有些家庭把做馒头的蒸锅水又拿来煮粥，还有些家庭把头天没有喝完的暖水瓶的水再次加热饮用。这些做法都不科学，因为反复烧开的水中也会产生致癌物质。

278. 何谓营养素？有何功能？

营养素指用来满足机体的正常生长发育、新陈代谢和日常活动的需要的物质。包括蛋白质、脂类、碳水化合物、维生素、矿物质、膳食纤维和水。

营养素的功能是为了满足人体需要的能量、构成人体组织和器官，维持正常生长发育、新陈代谢和各种生命活动。

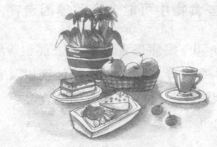

279. 哪种蔬菜水分中含有抗癌物质？

西红柿和西兰花中含有抗癌物质。西红柿所含番茄红素有对肺癌、胃癌、前列腺癌、乳腺癌的抑癌作用，长期食用可降低癌症的发生率。西兰花90%成分为水，所含异硫氰酸盐有抑癌作用。

280. 摄入营养素的高低与肿瘤的发生有关吗？

摄入营养素高或低都与肿瘤的发生有关，所以需要均衡的膳食。营养素的高或低与一些肿瘤的发病有关：

（1）高能量饮食可致肠癌、乳腺癌、肝癌、胆囊癌、胰腺癌、结肠癌、肾癌和子宫内膜癌发生率增高。

（2）高蛋白饮食可使淋巴瘤发生增多，低蛋白饮食肝癌、食管癌发病率增高，而乳腺癌发生率降低。

（3）高脂肪饮食可致乳腺癌、肠癌、前列腺癌发生率增高，低脂肪饮食使宫颈癌、子宫内膜癌、食管癌和胃癌发生率增高。

（4）食用过少食物纤维可致结肠癌和直肠癌发生率增高，食用过多食物纤维可致胃癌和食管癌发生率增高。

（5）大量饮酒可使肝癌、口腔癌、喉癌、食管癌、乳腺癌、甲状腺癌、皮肤癌等癌症的发生。

（6）维生素 A 缺乏可使口腔黏膜肿瘤、皮肤乳头状瘤、颌下腺癌发生机率增加。

（7）维生素 B_1 和维生素 B_2 缺乏可致肝癌发生率升高。

（8）维生素 B_{12} 缺乏可致胃癌和白血病发生率增高。

（9）维生素 C 高摄入可降低胃癌、口咽部肿瘤、食管癌、肺癌、胰腺癌和宫颈癌的发生率。

（10）维生素 E 缺乏会导致肺癌、乳腺癌和宫颈癌发生率增加。

（11）碘缺乏可致甲状腺和甲状旁腺癌发生率增加。

（12）硒食入缺少可致乳腺癌、卵巢癌、结肠癌、直肠癌、前列腺癌、白血病、胃肠肿瘤和泌尿系统肿瘤发生机率升高。

（13）高钙高维生素 D 可使结直肠癌发生率降低。

（14）铁缺乏可致胃肠道肿瘤发生率增加。

（15）锌食入缺乏可使肺癌、食管癌、胃癌、肝癌、膀胱癌和白血病发生机率增加。

281. 肿瘤患者需要忌口吗？

所谓忌口是指由于治疗的需要，要求患者不吃某些食物。忌口的起源与说法主要与缺乏有效的治疗方法有关，由于恶性肿瘤至今还缺乏完全有效治愈的方法，因此在治疗上，仍有多数人们重视忌口，但其实几乎所有肿瘤患者都不需要忌口。

282. 补品有抗肿瘤作用吗？

肿瘤患者及家属都希望通过补品增加抗肿瘤作用，根据营养素对肿瘤的作用，以下一些补品与抗肿瘤作用有关：

（1）冬虫夏草的主要成分是蛋白质，含有丰富的游离氨基酸、多糖、微量元素、维生素 B_{12}、冬虫夏草素等。虫草具有良好的免疫调节功能，对骨髓造血功能及血小板的生成有促进作用，这对减轻放、化疗的不良反应是有好处的。

（2）香菇中提取的香菇多糖可提高免疫功能，促进白细胞介素-2 和肿瘤坏死因子的生成，提高体内超氧化物歧化酶活性，这些作用对保肝降脂、延缓衰老有益。香菇中含有 β-葡萄糖苷酶，这种物质可促进机体的抗癌作用，因此有人把香菇说成防癌食品。

（3）灵芝中含有丰富的有机锗，对预防肿瘤有用，也是良好的免疫增强剂。放、化疗的肿瘤患者服用灵芝，可以增强骨髓细胞蛋白质及核酸的合成，保护骨髓功能，减少化疗药物及射线对骨髓的损害，从而提高细胞免疫功能及外周血中白细胞的数量。

（4）人参中含有人参皂苷、人参多糖及多种氨基酸、多肽等，可明显提高细胞免疫功能，调节机体免疫失衡状态。肿瘤患者食用人参有三大益处：一是人参皂苷、人参多糖、人参烯醇类及人参挥发油的抑瘤作用；二是人参三醇及人参二醇对 X 线照射引起的损伤及**骨髓抑制**有一定的缓解作用；三是人参对增强体质及中晚期肿瘤患者的扶正支持作用，对维护和提高其生活质量是有益的。

（5）枸杞子提取物可促进细胞免疫功能，增强淋巴细胞增殖及肿瘤坏死因子的生成，对白细胞介素-2 也有双向调节作用。

（6）银耳具有提高机体免疫功能的效果，肿瘤患者外周血 T 淋巴细胞减少，活性降低，多吃银耳会提高免疫细胞的功能。

（7）海参提取物刺参酸性黏多糖注射入小鼠腹腔，对小鼠接种的肉瘤、黑色素瘤、乳腺癌等瘤株有抑制作用。对放射性损伤的小鼠骨髓有保护作用，促进造血功能，表现为骨髓有核细胞增多，脾脏重量上升。

（8）鳖甲可以提高细胞免疫功能，抑制肿瘤。

（9）大枣含有丰富的环磷酸腺苷以及丰富维生素，促进造血，并可提高机体免疫力。

283. 哪些蔬菜、水果具有抗癌防癌作用？

（1）大蒜素可抑制致癌物质亚硝胺在胃内的合成，还发现大蒜含有丰富的硒和锗，是预防肿瘤的重要成分。

（2）西红柿中含有番茄红素是一种抗氧化剂，可抑制某些可致癌物的氧化自由基，防止癌的发生。西红柿还含有谷胱甘肽，具有推迟细胞衰老，降低恶性肿瘤发病率的作用。

（3）木瓜蛋白酶有多种功能，将其注射到肿瘤组织中，有一定抑瘤作用。木瓜中所含的木瓜素可以调理脾胃，促进消化，对脾湿碍胃引起的消化不良及放化疗引起的消化道症状有一定治疗作用。

（4）包心菜含有较多的维生素 E，可以提高机体免疫功能，增强抗病能力。此外，其还含有多种分解亚硝胺的酶，可抑制致癌物亚硝胺的致突变作用。包心菜中含有微量元素钼，在清除致癌物的作用中，钼元素是重要因素之一。包心菜属于十字花科植物，可以诱导芳烃羟化酶的活性，从而分解致癌物多环芳烃，可以降低胃癌、大肠癌的发生。此外，其还含有多种氨基酸以及胡萝卜素、维生素 C，对提高细胞免疫功能有作用，对肿瘤患者、年老体弱者及多数慢性病患者都很有好处，是欧美餐桌上"主菜"之一。

（5）山楂中提取的黄酮类化合物具有较强抗肿瘤作用，多酚类化合物有阻断致癌物黄曲霉素的致癌作用，从而防止实验性肝癌的形成。山楂有一定的补益作用，还可增强 T 淋巴细胞的免疫功能，延长**荷瘤小鼠**的生存时间。

（6）甘蓝中含有吲哚、异硫氰酸盐等。异硫氰酸盐是一种具有阻断和抑制两种作用的物质。它们还可诱导解毒酶，并可抑制细胞向癌变发展。吲哚及其衍生物可对癌形成有抑制作用。

（7）红薯含有丰富的β-胡萝卜素，是一种有效的抗氧化剂，有助于清除体内的自由基，具有抗癌效应。另外红薯是高纤维素蔬菜，对防治大肠癌有显著功效。红薯还是理想的减肥食品，它含热量非常低，只是一般米饭的1/3，因含有丰富的纤维素和果胶可以阻止糖转化为脂肪的特殊功能。

（8）南瓜中含有一种可分解致癌物亚硝胺的发酵素，可以消除亚硝胺致癌作用，减少消化系统癌症发生。

（9）无花果中活性成分能抑制癌细胞的蛋白质合成，使癌细胞失去营养而死亡，具有抗癌、防癌、增强人体免疫功能的作用。

（10）酸梅有增强白细胞的吞噬能力，提高机体免疫功能，有一定的抗肿瘤作用。

（11）苹果有很强的抗氧化能力，防止自由基对细胞的损伤，具有防癌作用。

（12）茄子是癌症的"克星"，它有防止癌细胞形成作用。茄子中提取龙葵素可治疗胃癌、唇癌、宫颈癌等。

（13）芦笋含有特别丰富的组织蛋白，可以防止癌细胞扩散和抑制癌细胞生长。

（14）芹菜含有丰富的抗氧化剂，且颜色越深，抗癌效果越强。芹菜还有降血压作用。芹菜含有大量纤维素，可预防大肠癌。

（15）菠菜含有β-胡萝卜素和叶绿素，他们多具有抗氧化作用，可预防癌症发生。

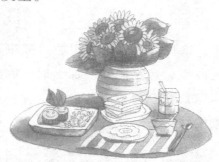

284. 肿瘤患者营养不良有哪些常见症状？如何解决？

最常见症状是厌食，还有味觉迟钝、口干、吞咽困难、腹胀、便秘、腹泻和肿瘤恶病质状态。

（1）厌食可通过心理调整和食物加工方法改进减轻症状。

（2）味觉迟钝可少量多餐，多食水果蔬菜，增加食物色泽和香味。

（3）吞咽困难者，如症状不严重，可进软食，但不要进流食，以免食物吸入呼吸道。症状严重者，可采用管饲或肠外营养。

（4）出现腹胀，可少食多餐，餐后多活动，避免食产气食物。

（5）便秘与摄入膳食纤维少、活动减少和使用麻醉药品有关。应多食纤维类水果、蔬菜。

（6）腹泻因化疗、腹部放疗或肠道手术所致。应调整饮食，多食含纤维素多食物，少食刺激性食物。

（7）恶病质是肿瘤晚期表现，应改善患者营养方式，提高生命质量。

285. 癌症的发生与饮食有关吗？健康的饮食原则有哪些？

大量研究证明，饮食与癌症密切相关。健康饮食在一定程度上可以预防疾病的发生，包括癌症。那么对于癌症预防和患癌后如何营养，建议丰富饮食，而不是迷信某一种，或几种食物，那反而会出现营养素的缺乏。

饮食原则：五谷杂粮，肉蛋奶菜，花样丰富，均衡膳食。具体参照中国营养学会推荐的膳食指南：①食物多样，谷类为主，粗细搭配；②多吃蔬菜、水果和薯类；③每天吃奶类、大豆或其制品；④常吃适量的鱼、禽、蛋和瘦肉；⑤减少烹调油，吃清淡少盐膳食。

286. 如何选择富含维生素的食物？

对于癌症预防或保健，推荐多吃新鲜蔬菜和水果。蔬菜水果中不但含有丰富的抗氧化剂，如类胡萝卜素、维生素C、维生素E等，还含有植物化学物质，包括萜类化合物、有机硫化合物、类黄酮、植物多糖等。这些植物化学物质具有抗氧化、调节免疫力、抑制肿瘤等作用。有充分证据表明蔬菜和水果能降低口腔、咽、食管、肺、胃、结直肠等癌症的发病风险。

常见富含维生素、微量元素的食物

维生素及微量元素	食物来源
维生素 C	鲜枣、柑橘类、刺梨、木瓜、草莓、芒果、西兰花
维生素 A	动物肝脏、红薯、胡萝卜、菠菜、芒果
维生素 B_1	猪里脊肉、绿茶、糙米、花斑豆、土豆
维生素 B_2	玉米、紫米、黑米、大麦、菠菜、鸡肉、鲑鱼
维生素 B_3	鸡肉、金枪鱼、牛肉、花生
维生素 B_{12}	牡蛎、蟹、牛肉、鲑鱼、鸡蛋
叶酸	菠菜、橘子、莴苣、生菜
维生素 D	蛋黄、动物肝脏、鱼类、强化牛乳

续 表

维生素及微量元素	食物来源
维生素 E	坚果类、植物油类、鹅蛋、黄木瓜
铁	猪肝、鸡肝、牡蛎、牛肉、什锦、豆类
硒	坚果、猪肾、金枪鱼、牛肉、鳕鱼
锌	牡蛎、小麦、胚粉、山核桃
钙	酸奶、奶酪、牛奶、沙丁鱼、豆干、黑芝麻
钾	香蕉、黑加仑、龙眼、小麦、胚粉、豆类、干银耳、紫菜

（九）新药治疗

287. 为什么需要新药？

"有病吃药"这是常说的一句话，而且"对症下药"病才有可能治好。但是在癌症治疗的过程中，即使是"对症下药"了，病还不一定能治好。因为癌细胞"太顽皮、太狡猾"了，它们适应环境的能力非常强，就跟老鼠似的。它们是身体中"叛变"的敌人，会根据曾经杀伤它的各种手段来改变自己，使自己不被再次攻击，这也就是"耐药"。

新药就是以前没有用过的药，癌细胞还不认识它们。我们要不断研制新药来杀死癌细胞，直到将它们彻底消灭，才得以健康生存。

288. 为什么会有新药？

随着对癌症认识的不断深入，我们已经找到了许多办法来抗肿瘤。抗癌药有的是依据细胞周期杀死它，有的从代谢途径抑制它，有的会阻断癌细胞的信号传导或阻断癌细胞的营养供给或者联合使用各种抗癌药来剿灭肿瘤。遗憾的是癌细胞会产生耐药。近年来，科学家们不断发现在癌细胞生长、扩散过程中新的目标点，即靶点。专家们针对这些靶点研制靶向药物，希望这些药物能够准确杀伤癌细胞，随着对癌症认识的增长，会有更多新药被研发出来用于治疗肿瘤！

289. 什么是抗肿瘤新药临床试验研究？

对于任何一个药物，了解了最重要的安全性和有效性，在临床使用时才有把握。怎样才能了解药物是否安全和有效呢？必须要通过这个药物的临床试验研究。药物的临床研究项目越多，研究结果越丰富，对了解这些药物就越有利。也就是说，每个药品都是"考试"合格后才能够进入临床使用的，因此临床试验研究是每个在市场出售的药品必须经过的一关。

抗肿瘤药物都必须经肿瘤患者的试用。一个全新的抗肿瘤药需要进行20项左右的临床前研究，在进入人体临床试验前，要先在动物体内进行各种药物代谢、毒理方面的研究，然后才能在人体上经过Ⅰ～Ⅲ期的临床试验。如果临床研究结果证明该药是安全、有效的，才能走上市场，为患者使用。

290. 抗肿瘤新药是怎么研发出来的？

新药的研发需要一个十分复杂的过程，简单来说可以分成临床前研究和临床研究。临床前研究包括从药物筛选开始到进行各种动物实验，一般要进行药理实验、急性毒性实验、长期毒性实验、**药代动力学**实验、致畸实验、致癌实验、过敏实验等，能够在动物体内得到的试验数据都会在实施人体试验前完成。这些动物实验不仅在小动物如小鼠、大鼠身上做，还要在大动物身上做，如比格犬、恒河猴等。动物实验资料要送到国家食品药品监督管理部门，经过严格的审批后才可能得到进入临床研究的批文。从药物筛选到进入临床研究只有百分之几的成功率，仿制药或改良的药物成功率会高一些，但会受到知识产权方面的限制。

在我国，进入临床试验的新药都必须有国家药监部门正式批件，文件号可以通过正常途径查到，临床实验在与患者签署的知情同意书中一般都要注明批文号，以证明试验的合法性。一个新药需要进行三个期别（Ⅰ、Ⅱ、Ⅲ期）的多项临床研究，这期间一般需要 500 位以上的患者参与临床试用。

291. 一个新药的研发需要多长时间？为什么？

由于新药的每项临床研究都需要按照试验方案进行，对需要观察和研究的病种或瘤种有严格的入选标准和排除标准，每位患者必须自愿参加试验，这样在试验进行期间就需要很长的时间才能收集到足够的病例数。Ⅰ、Ⅱ期临床试验分别需要大约 2 年，Ⅲ期临床试验也需要 2~3 年，加上每个期别之间还要得到国家药监部门的审批，顺利的情况下需要一般 7~10 年才能完成。如果在新药探索期间不顺利，就需要更长的时间。新药在实验的任何一个阶段都有被淘汰的可能，所以一个新药的诞生就像一个新生儿的孕育和出生，需要经过精心的设计和实施，中间如果有任何问题都可能使它不能面市，惨遭淘汰的命运。

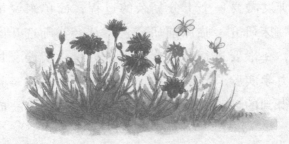

292. 如何能够参加新药临床研究？

大家都知道手机、电脑等产品最先进的型号都在实验室里。抗癌新药也是如此，最新的好药都在临床试验中。因此，参加临床研究可以是一位肿瘤患者、尤其是晚期肿瘤患者的一种有利的选择，特别是多种治疗失败后，参加临床研究可能是更有希望的选择。

参与临床研究最重要的是信息，这些信息可以通过在医院就诊时询问医生、留意贴在走廊上的招募广告、向专门开展新药临床研究的部门了解，也可以通过网络寻找到。抗癌新药的临床试验都是与治疗相结合的，实验工作者与自愿参加实验者都要根据实验方案的要求进行双向选择，才能确定。

293. 什么是Ⅰ期临床试验？

Ⅰ期临床试验是检验新药对正常健康人及患者是否有毒性或其他害处的临床试验，包括初步的临床药理学研究、人体安全性评价试验及**药代动力学**试验，为制定给药方案提供依据。人体安全性评价通过耐受性试验来完成，主要目的是初步了解试验药物对人体的安全性情况，观察人体对试验药物的耐受性及不良反应。**药代动力学**试验是要了解人体对试验药物的吸收、分布、代谢、消除等情况。

294. 什么是Ⅱ期临床试验？

Ⅱ期临床试验是检验新药是否有效的临床试验。其目的是初步评价试验药物对目标**适应证**患者的治疗作用和安全性，也包括为Ⅲ

期临床试验研究设计和给药剂量方案的确定提供依据。Ⅱ期临床试验多数会做两组人群对照的试验，即参加试验的人群分为试验药组与对照药组或安慰剂组，两组对照来确定试验药的疗效，但有的Ⅱ期试验也会只设一个试验组，单独看药物的疗效，然后把疗效与已有资料进行对比，这样的试验设计所需例数比较少。

295. 什么是Ⅲ期临床试验？

Ⅲ期临床试验是检验新药的最适剂量、用法、安全性及治疗作用的确证阶段。其目的是进一步验证药物对目标适应证患者的治疗作用和安全性，评价患者受益与风险的关系，最终为药物注册申请的审查提供充分的依据。

296. 什么是Ⅳ期临床试验？

Ⅳ期临床试验为新药上市后由申请人进行的应用研究阶段。其目的是考察在广泛使用条件下药物的疗效和不良反应、评价在普通或者特殊人群中使用的受益与风险关系等。是在药品说明书指导下用药的临床研究，用以补充Ⅱ、Ⅲ期临床研究中未观察到的不良反应，尤其是在老年人、肝肾功能较差患者、心血管疾病患者等特殊人群用药后可能产生的不良反应，而这些人群在前面的临床研究中都是被排除的。

297. 什么是临床研究中的知情同意？

为了保护受试患者参加临床研究中的权益、使他们了解研究药物的性质及试验的过程，我国和国际上都建立了相应的《新药临床研究质量管理规范》，简称 GCP 规范。要求所有临床研究都必须通过伦理委员会审批，审批内容包括临床研究方案、知情同意书等。知情同意书是为参加临床研究的受试者（健康志愿者及患者）提供的一份书面文件。参加临床研究之前，研究者（临床医生）会就这份告知书的内容向受试者讲解，包括临床研究的内容、背景、新药的作用机制、已经获得的临床研究结果、将要开展的临床研究内容、受试者可能面临的风险、可能得到的受益等，最重要的是受试者必须是自愿参加的，而且随时可以退出，受试者的隐私是得到保护的。受试者和（或）患者可以在医生与他进行知情同意谈话时充分提问并应当得到答案，患者在自愿的情况下签署知情同意书，同时可以保留这份同意书。签署知情同意书后就意味着参与了临床研究。作为受试患者，如果愿意参与临床研究，就应当积极配合医生（研究者），包括及时向医生通报自己的感受、不适，及时到医院就诊，进行各种检查，在家中服药时要认真记录服药情况，填写患者日志，有时还要定时测量血压等。这些内容都是临床研究中需要观察的安全性资料，这些对于评价一个药物的安全性和有效性极为重要。患者在参与临床研究时，也是临床研究的重要成员了，他是整个研究组的观察对象，会得到所有研究者的关心和照顾，因此，配合临床研究工作也是受试者的义务。受试者有责任把自己的真实情况告诉医生，以便医生评价，并对治疗做出正确的决定。

如果患者的疾病进展了或者医生认为已不适合继续留在研究中，医生会让他终止研究，并且提供其他治疗方案，这时受试患者要服从研究者（医生）的决定。还需要注意：在知情同意书中通常有两个联系方式，一个是研究者（医生）的电话，一个是伦理委员会的电话。受试患者有关于研究或医疗方面的问题，可以打电话给研究者；如果有关于受试者权益方面的问题，可以与伦理委员会联系，将会得到相应的解答。

四、复查及预后篇

298. 膀胱癌治疗后是否应该定期到医院进行检查？

在膀胱癌治疗后，不管是手术、放疗、化疗或介入治疗后，均应定期到医院检查，这是非常必要和重要的，以便医生及时发现问题。即使是早期膀胱癌患者，在得到充分的治疗后，彻底根治的可能性很大，但仍有可能出现肿瘤复发或转移，如果能早期发现，及时治疗仍可能痊愈。

299. 治疗后多长时间复查一次合适？

一般非肌层浸润性膀胱癌患者都必须在术后（电切术后）3个月接受第一次膀胱镜检查，以后每3~6个月**随访**一次，连续2年。以后根据复发风险的高低决定**随访**间隔时间，一般3年后每年可以**随访**1次。一旦复发，则治疗后的**随访**方案须重新开始。肌层浸润性膀胱癌患者不管接受的是保留膀胱的治疗或行根治性全膀胱切除，均应每3~6个月**随访**一次，连续2年，一般第1年内以3个月为佳。由于局部复发和进展以及远处转移往往在手术后前2年内最高，2~3年时逐渐降低，3年后则相对较低。第3年每6个月**随访**1次，以后每年**随访**一次较为合适。但患者一旦有血尿或明显不适，则需要及时去医院就诊。

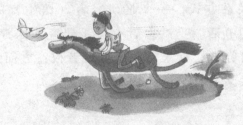

300. 每次复查都需要检查哪些内容?

膀胱癌治疗后复查检查的内容随患者的病情轻重、手术方式的不同略有差异。

（1）非肌层浸润性膀胱癌患者电切后的**随访**：①病史询问；②体格检查；③膀胱镜检查，一旦发现异常则应该行病理**活检**；④尿细胞学、B超以及静脉尿路造影等检查在非肌层浸润性膀胱癌患者的**随访**中亦有一定的价值，但均不能代替膀胱镜检；⑤胸部X线片（正、侧位）。

（2）肌层浸润性膀胱癌患者根治性膀胱切除手术后的**随访**：①病史询问；②体格检查；③血常规和**血生化检查**，尿细胞学；④胸部X线片（正、侧位）；⑤胸片检查发现异常者，则需要胸部CT证实；⑥腹盆腔B超和（或）CT检查；⑦必要时进行尿道冲洗行细胞学检查。对于保留膀胱手术行综合治疗后的患者，膀胱镜检查是必须的，一旦发现异常则应行病理**活检**。

301. 术后复查能不做膀胱镜检查吗?

膀胱镜检查目前仍然是复查膀胱癌术后有无复发的金标准，虽然B超、尿细胞学可有一定的帮助价值，但如果膀胱内肿瘤小B超不易发现，而恶性程度低的肿瘤，尿细胞学检查往往未见异常，尿内的肿瘤标志物临床上准确性又不高，因此以上检查均不能代替膀胱镜检查的地位和作用。虽然膀胱镜检查患者的确有轻度不适，但只要放松心情，配合医生操作一般患者都能忍受。

302. 膀胱镜复查膀胱内有红斑，活检病理为慢性炎症，需要长期口服消炎药吗？

临床上膀胱癌术后复查膀胱镜，多数患者黏膜光滑，但少部分患者膀胱内可表现有局限性黏膜红肿，即红斑。此时肉眼很难在膀胱镜下将炎症与原位癌进行区分，所以医生会对膀胱病变组织要进行**活检**检查。如果**活检**病理报告为慢性炎症，患者又无明显不适，则病灶并非复发的肿瘤，而是炎症。但有的患者转而开始担心炎症是否会加重，是否会发热等。其实这类局部膀胱炎多为化学药物膀胱灌注所引起，而并非细菌感染所致，因此不必口服抗生素，这类炎症待膀胱灌注药物停止后往往会自愈。

303. 膀胱癌全切术后为什么第一次复查要做 CT？

膀胱癌患者膀胱全切术后首次复查时建议行腹盆腔 CT，主要目的有：①膀胱切除术后，盆腔内被小肠充填，正常的解剖结构已发生改变，了解盆腔内的术后变化可以为今后的复查做对比之用；②了解输尿管与肠道吻合口有无狭窄，若有狭窄则可见到严重肾积水；③可判断肿瘤有无明确的复发转移。综上所述，尽管患者膀胱全切后可能自我感觉良好，但仍建议行腹、盆腔 CT检查。

304. 膀胱癌能够治好吗？

通常"治愈"指的是疾病不会再复发。但当提到癌症治愈时，一般是指在术后一段时期内不出现复发迹象。

　　总的来说，膀胱癌的治疗效果是好的，特别是非肌层浸润性膀胱癌患者，只要将肿瘤完整切除，基本上是可以治愈疾病的。但是，还是有一部分患者术后会复发。因此，术后仍然需要定期复查以及早发现复发的肿瘤。此时若早期处理，仍然可以治愈。其实膀胱癌的治疗效果（**预后**）与肿瘤分级、分期、肿瘤大小、肿瘤复发时间和频率、肿瘤数目以及是否存在原位癌等因素密切相关，而其中肿瘤的病理分期和分级是影响**预后**的最重要的因素。

　　对于已有肌层浸润的膀胱癌患者，治愈仍然是有很大可能的。此时需要切除部分或全部膀胱。但因为癌细胞可能有残留，所以医生会建议患者术后行辅助化疗或放疗。

　　最后，对于已经出现转移的患者，此时接受化疗或放、化疗还是有治愈可能的。

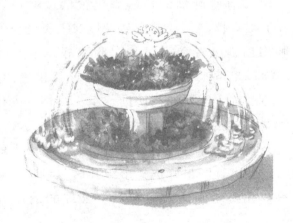

五、心理调节篇

305. 怎样正确面对得了恶性肿瘤的事实？

在我国，肿瘤发病率越来越高，已逐渐超越了心脑血管疾病的发病率，所以，得了肿瘤并不奇怪。与此同时，随着科学技术的不断发展和人们对肿瘤知识的不断普及，肿瘤的控制率得到了很大的提高。虽然肿瘤对人的身体危害极大，但只要及时进行科学合理的治疗，很多患者都可以达到长期生存或治愈的目的。美国国家癌症研究所的统计资料显示目前恶性肿瘤的总体 5 年控制率已达 60%，尽管有些肿瘤的控制率仍很低，但相当多的肿瘤治疗效果都有了很大提高，这是医学发展对人类的巨大贡献。一旦确诊恶性肿瘤后，患者和家属一定要镇静，千万不要惊慌失措，全家人安静地坐下来商讨一下，共同寻找正确的解决方案。如：选择就医的医院、家属如何协助、手头事情的安排、治疗时间的保障、付费方式的选择等。紧张、焦虑、绝望、胡思乱想、盲目乱投医只会耽误合理有效的治疗时机，加重患者的病情。罹患恶性肿瘤后，首次就医最好选择市级肿瘤专科医院和三级综合医院的肿瘤科，在短时间内获得科学、合理的治疗方案及预期疗效。

306. 是否应该告诉恶性肿瘤患者病情？知道病情后患者情绪通常是如何变化？

大多数患者得知病情后一般会经历否认期—绝望期—接受期等情绪变化的过程。当得知病情后首先进入否认期，表现为震惊、麻木、否认，对危机表现为一定的情感距离，而不是深陷痛苦之中。但数天之后进入绝望期，表现为明显的痛苦、焦虑、忧郁甚至愤怒。但随着时间的推移患者会逐渐进入接受期，表现出对疾病的适应性，特别是随着治疗的开始，在其他人的帮助下，很快能与医护人员很好配合治疗，焦虑、抑郁程度明显减轻。不知道自己病情的患者在忍受疾病的打击和接受治疗感到痛苦时，如果得不到周围环境正确的引导和帮助，随着病情的进展，很难走出绝望期，会表现出明显的消极应对行为，焦虑、抑郁程度不断加重，对未来充满迷惑与绝望，甚至可能采取一些悲观绝望的应对方式。

所以，尽管患者知情后会有一些负面心理活动，但在正确引导下会很快度过这段心理活动期，转而积极应对疾病。通过告诉患者癌症是可以治疗的，帮助其正确认识疾病，了解当前的医疗水平和发展趋势，积极开导患者，提供患者之间交流机会，都会消除患者的不确定感，从而促进适应性反应，可使焦虑、抑郁的程度明显减轻。而对患者隐瞒病情的消极结果会使病情随着时间逐渐加重，不利于患者的治疗。

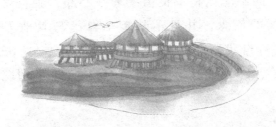

307. 得了恶性肿瘤该去哪儿治疗？

如果确诊为恶性肿瘤，应该尽早去治疗肿瘤经验多的医院就诊，听取专家的建议，而不是道听途说，轻信小广告和偏方。

不同类型、处于不同阶段的肿瘤，都有不同的规范的治疗方案。如果早期治疗，可以达到很好的疗效，可以治愈。对于晚期的患者，也同样应该接受规范的治疗，不仅可以延长生命，还可以达到提高生活质量的目的。盲目听取广告或是小道消息是不可取的，有可能延误病情，并给治疗带来障碍。如，有些治疗肿瘤的偏方里含有少量的化疗药物，服用后对肿瘤细胞作用较弱，但可以诱导细胞出现抗药性，对之后的化疗产生不利的影响；而且可能出现化疗的并发症，如**骨髓抑制**、白细胞下降等，可能延误手术、放疗和化疗的按时进行。

308. 如何保持积极、乐观的心态？

即使内心很坚强的人，在面对突如其来的疾病时，都不可避免会出现心理波动，无论是在确诊疾病时的怀疑与恐惧，还是在治疗和康复中的困惑与无助，这些都是正常的心理过程。但不良情绪的郁结不散，会严重影响身体的康复。因此，我们需要有意识地进行自我心理调节，来改善内心的痛苦。适当地进行自我宣泄，患者可以向家人、朋友、医护人员诉说，大家都会理解，共同帮助分担。而不应该将不良情绪埋在心底，独自忍受。患者要坚定战胜疾病的信念，并且不断暗示自己与其他人一样，是个"健康人"进行自我鼓励；通过深呼吸、冥想、听舒缓音乐等方式来放松心情，感受宁静与平和；在身体允许的情况下，选择自己喜欢的文体娱乐活动，如太极、瑜伽、跳舞、读书、旅游等，适度的锻炼是缓解心情的好方法，往往会收到意想不到的效果。以"过好每一天"的态度来应对疾病，努力让自己活在当下，既不后悔昨日，也不预测明天，坚强、愉悦地过好每一天。积极、乐观、向上的心态，将是战胜病魔最有力的武器！肿瘤恶性程度很高而最后治愈的例子不计其数。

309. 如何能尽快回归家庭、回归社会？

在经过一段时间的治疗后，疾病或是治愈、或是进入到一个稳定的状态，患者就会面临下一个问题，即如何将"患者"这个角色顺利转变回"爱人"、"父/母"、"子/女"、"同事"等角色。患者可能会闷在家里怕见人，也怕跟人聊有关疾病的话题，别人太关心会觉得是可怜，不关心又会认为别人冷漠。而这种固守自封的状态会让患者越发孤独，甚至还会增加恐惧感，这对康复是大大不利的。患者应该试着去敞开心扉，首先从与伴侣、亲人、朋友倾谈开始，对亲朋好友说出心中的希望与恐惧，这种沟通能够获得理解与支持，回归到家庭爱的怀抱中。接下来，患者应该主动走进社会，可以参加一些团体活动，如病友俱乐部、兴趣爱好俱乐部等，抗癌明星的榜样作用、与病友间的沟通与交流、丰富的文体活动等，这些社会支持都会减少孤独与恐惧感。再加上善于进行自我心理调节，患者就可以逐步回归到正常的生活中去，并且拥有积极、向上、乐观的生活态度。

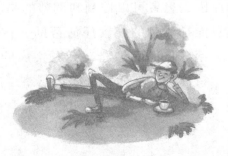

310. 如何能以平常心面对复查?

有的患者出院后，不愿到医院复查，大有"我与癌症一刀两断"的感觉，而这其实是一种逃避心理，害怕疾病的复发与转移，不愿、不想；也不敢去面对，只是一味地躲避。但是不到医院复查，一旦身体出现问题就会错过最佳的治疗时期，失去挽救生命的机会，那将追悔莫及。因此应勇于面对疾病，认识到复查也是今后身体康复必须经过的一个阶段，既然治疗已经有了好的效果，就要善始善终，将复查进行到底。

复查前后的心理波动，是很多患者面临的另一大难题。有的患者每当要去医院复查前都会万分紧张与焦虑，害怕真的复发了，那种恐惧与不安再次萦绕心头、挥之不去，直至复查结果显示一切正常。那么，除了进行自我心理调节外，患者还可以尝试来放空自己，什么都不想，只是尽自己最大的努力做好当前的事，这样可以在复查前后获得一些内心的平静。如果这些方法都不能缓解患者的紧张、焦虑、甚至失眠等症状时，应当到正规的心理门诊就诊。

311. 肿瘤复发了怎么办?

恶性肿瘤（癌症）是一种慢性疾病，复发的原因有很多，除了肿瘤本身的原因，患者可以控制和调整的是自己的心态和情绪。逃避、恐惧只能是暂时的，没任何帮助。在发现肿瘤复发、转移时，悲观、失望等负面的情绪，会对疾病的预后十分不利，吃不好、睡不着，精神状态不好，身体状况差，抵抗力下降，都会导致恶性循环。复发、转移不等于死亡，采取积极的态度，把有限的精力集中在积极解决现有的问题上，继续与肿瘤作斗争，往往会得到想不到的效果。

（1）建立良好的医患关系，相互信任、相互尊重可以增强医患共同抗癌的信心。信任医生可以为患者制定最佳的治疗方案，随着新药、新的治疗方法的出现，仍然有部分复发转移的患者是可以治愈的，积极配合治疗，战胜癌症更需要坚持不懈的毅力。

（2）家人、朋友对患者生活、情感上的帮助、支持很重要。生活上，可以帮患者护理、做家务等，提供无微不至的照顾。在门诊看病时，家属可以帮助排队挂号、预约检查，住院期间，负责患者的衣食住行，办理住院、出院手续，与医务人员沟通，协助患者做一些决定，如对一些检查、治疗方案，难以做选择时，家属、朋友是最好的参谋。情感上，家属、朋友可以帮患者分忧解愁，为患者打气，给予鼓励，树立信心，与患者共度难关。患者内心的担忧、疑虑，可以向家人、朋友诉说。

（3）如果患者心情持续不好，心理压力大，要及时向心理医生寻求帮助。很多人都认为看心理医生就是得了精神病，顾虑重重。其实，心理医生可以为患者打开心结，消除或减轻负性情绪，释放心理压力，有助于提高治疗效果。

（4）转移注意力，做力所能及的事。知道复发或是转移后，患者之前建立的信心，可能会被摧垮。这个时候，要尽快调整，重新建立目标，重新燃起斗志。切忌独自在家冥思苦想，有些患者会选择出去旅游、在家里做家务、把自己的抗癌心路记录下来等。

（5）养成良好的生活习惯：适当锻炼、合理饮食、作息规律。保持良好的身心状态，为新的治疗做准备。

312. 如何应对失眠？

由于患肿瘤后的心理负担、经济压力、疾病的症状、睡眠习惯的改变、治疗的不良反应，或者住院后环境改变等因素，常导致失眠。失眠发生后，又常常导致体力、精力消耗，心理痛苦加剧，降低生活质量，影响患者对放、化疗的配合。目前对于失眠治疗存在着一些误解，患者、家属往往过度关注药物的不良反应，夸大了睡眠药物的依赖性，从而对失眠关注不足。针对不同失眠情况，应采取不同的措施。

（1）做好睡觉前的工作：睡觉前的准备应因人而异，对于疼痛的患者给予镇痛剂，恶心、呕吐患者给予镇吐药，对睡前有特殊嗜好的，如服牛奶，喝饮料，应给予满足，有条件者可以做身体按摩。

（2）住院患者很常见的失眠情况是睡倒了，就是白天输液

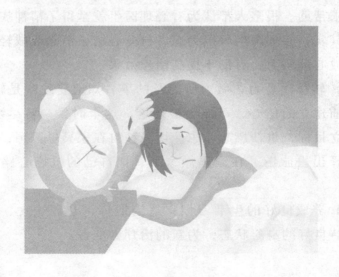

时睡觉，晚上睡不着，这种情况下首先要建立健康的睡眠习惯。

（3）**一过性失眠**的患者，一旦导致失眠的原因消除，症状即可缓减或消失，这种情况下，不需要药物治疗；或者在医生的指导下服用小剂量快速排泄的催眠药一两天，就可以了。

（4）短期失眠的患者，可通过心理治疗，解除紧张因素，改进适应能力。避免白天小睡，不饮用含咖啡因的饮料，睡前散步或饮用适量的温牛奶等对改善睡眠都有帮助。也可以在医生的指导下短期服用安眠药物。

（5）慢性失眠的患者，应咨询相关的医学专家，需要经过专门的神经，精神和心理等方面的评估、调整。

313. 怎么克服对死亡的恐惧？

其实，癌症不过是一种慢性病，只是程度较为重些罢了。带癌生存数年、数十年的人不在少数，痊愈的也有。癌症的治愈，除了医生和药物外，更主要的是要靠自身的抵抗力、免疫力。如果一听是癌症就忧心忡忡，恐惧死亡，反而会影响自身免疫力，甚至加重病情。如果安然处之，放下心来，保持精神生命和自然生命良性互动，病情反而会减轻，恢复和治愈的可能会更大。首先自己要有希望，才会有希望。

退一万步说，人生自古谁无死？一位哲学家说得好：每个人都是"不按自己的意愿而生，又违背自己的意愿而死"。生命有始有终，有出生，就有死亡，生命的周期不可逾越，每个人都要走完自己的人生。生命的最后一程怎么走完，往往也是身不由己。不如我们顺其自然，放松下来。有一位患者，她得知自己患了癌症之后，还活跃在大学的讲坛上。她战胜了自己，坦然面对，在课堂上向她的学生告别，发表了一篇"变暗淡为辉煌"

的留世之作，人人敬仰。还有一位患者，几次病危，几次住进重病监护室。朋友们干脆就在这个时候把挽联和悼词，先念给他听了。活着的时候，就看见自己的"盖棺定论"，也是人生一件幸事。而且，生命达到了一种超然自逸的境界，这是生命的一种智慧。是的，生命的最后一程，既然人人不可避免，又为什么要恐惧呢？何不走得平和点儿？何不走得潇洒些？何不走得有尊严呢。

314. 得了膀胱癌后，是否会影响与配偶之间的关系？

每位患者的生活背景、病情情况不尽相同，所以对不同人的影响大不一样，但疾病本身以及治疗过程中或多或少会让人感到有压力。男性患者一般最关心膀胱癌手术对性功能的影响以及术后是否会发生尿失禁。女性患者往往最关心疾病的长期**预后**以及对自己外表形象的影响，特别是那些需要行腹部造口术的患者。

作为夫妻来说，应共同面对疾病的挑战，关键是要建立彼此之间的信任，可以通过语言交流或肢体行为（如拥抱）来实现这一点。有时男性患者选择不表达他们心中的忧虑和恐惧。他们觉得可能妻子本身已经处在紧张与焦虑之中了，所以不想增加妻子的负担。但要知道与人交流可以缓解心中的忧虑和恐惧，尽可能与医生、朋友或亲戚表达自己的心情，也可适当地与膀胱癌的患者交流治疗经验，是很有好处的。

总的来说面对疾病，相互支持和交流对患者自身的恢复以及家庭关系的维持都十分重要，战胜疾病是大家共同的目标。

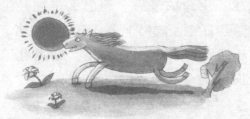

315. 膀胱癌术后腹壁造口患者如何帮助自己建立 自信？

首先要正确地面对这个手术方式，该手术虽然改变了患者正常排尿的方式，术后要终生佩戴造口袋，并对患者的生理和心理带来了很多负面的影响，可是它挽救了一个人的生命，有什么比一个人的生命更值得珍惜呢？其次要掌握造口护理常识，如如何更换造口袋、造口皮肤的护理等，从而可以减少因腹壁造口给患者带来的麻烦和尴尬。也可与有同样经历的自信向上的病友进行交流和探讨。最后，要重新树立健康自信的形象，积极的修饰和打扮自己，同时可通过饮食的选择来减少或消除尿液异味，建议食用清淡食物，减少葱、姜、蒜等刺激性食物，适当多饮水。相信通过自己不断的努力生命不仅会得到延续，生活的质量也会得到进一步的提高。

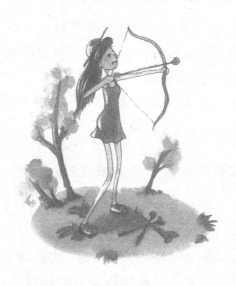

六、预防与体检篇

316. 癌症可以预防吗？

很多人认为癌症纯粹由于基因、运气不好或者命运所致。但是，科学研究告诉我们癌症其实是基因、环境和生活方式综合作用于人体的结果，其中很大一部分癌症是可以预防的。估计约1/3的癌症可以通过改变生活方式进行预防。虽然医学的进步有助于更好地治疗癌症患者，但是多数患者并不能完全治愈，只能改善生存质量和控制病情、延缓生命，因此控制癌症最有效的方式是预防癌症的发生。

317. 哪些生活方式有助于预防癌症呢？

癌症可以通过改变不良的生活方式进行有效预防，即俗话说的"管住自己的嘴和迈开自己的腿"。具体说来包括戒烟限酒、平衡膳食、适当锻炼、维持正常体重、预防感染、避免和减少**职业危险暴露**。保持健康的心态、健康的生活方式有助于对癌症的预防。

318. 如何预防膀胱癌的发生？

膀胱癌的发生是多因素作用的结果，有些危险因素是不能改变的，如遗传基因。然而，有许多危险因素是可以被改变的。发生膀胱癌的风险与职业、环境、吸烟、饮食等有很强的正相关性。吸烟是膀胱癌最主要的危险因素。如果你是一个吸烟者，最重要的也是首要的预防是戒烟，如果一起住的人吸烟，最好鼓励他也戒烟；其次要加强职业防护、革新生产工艺以减少有害物质；避免染发；饮食上，少吃烧烤食物、多吃蔬菜、多喝水可能是预防膀胱癌发生的好习惯。

319. 为了预防膀胱癌，饮食上需要注意什么？

（1）为了减少饮食中脂肪和胆固醇的摄入，应该吃低脂肪和低胆固醇饮食，食物中少加油，吃瘦肉。因为膀胱癌的高风险似乎与脂肪和胆固醇的摄入量大有关。

（2）多吃蔬菜和水果：因为十字花科蔬菜如西兰花、卷心菜、芥蓝、油菜、胡萝卜等和水果如猕猴桃、橙子、橘子等对膀胱癌可能有预防作用。大豆和大蒜也可以降低风险。日本一项研究显示，膀胱癌发生率低的人群常食用较多的绿色蔬菜和胡萝卜。每周只吃1~3次绿色蔬菜或胡萝卜的患者比每周吃5次或以上的患者，患膀胱癌的风险大两倍。

（3）服用一些维生素，如维生素A、维生素E等被发现有抗膀胱癌的作用。

（4）少喝咖啡，多饮水。

（5）少吃或尽量不吃烧烤食物，因为多吃烤肉、熏肉均可增加患膀胱癌的风险。

320. 如何早期发现膀胱癌？

（1）对具有膀胱癌致病危险因素的高危人群进行定期体检：如各种化工染料职业暴露的人群、吸烟者、有慢性尿路感染和膀胱内长期异物刺激的患者、环磷酰胺使用者和长期使用非那西汀者、有盆腔放疗史的患者，这些群体都应当做健康体检，监测是否有膀胱癌的发生。

（2）重视和警惕膀胱癌的"危险信号"：膀胱癌早期就可以因为瘤体破裂出血而尿血，血尿的特点是间歇出现，并且不伴有疼痛。正因为血尿可以自行消失，不痛不痒，容易让人忽视，或误以为血尿的消失是由于使用了消炎药或止血药。还有一小部分患者是以尿频、尿急和尿痛等尿路刺激征为首发症状的，因此血尿和有尿路刺激症状的患者一定要检查是否患有膀胱癌。

（3）膀胱癌术后患者应定期检查，才能早期监测有无膀胱内新发肿瘤的生长。

321. 如果多名家庭成员出现癌症，应该需要注意什么？

当多名家庭成员出现癌症时，应注意他们出现癌症的年龄以及癌症类型。在自己出现疾病症状和不适就诊时应告知医生这些信息，有助于医生判断是否需要进行特殊检查确定是否存在癌症。同时，应该定期进行体检，确定身体是否存在异常。

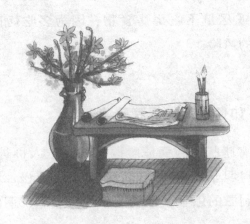

七、认识膀胱癌篇

322. 什么是膀胱，在人体膀胱发挥什么作用？

膀胱是一个囊袋样含有肌肉的器官，位于骨盆里。前邻耻骨，其后在男性是直肠，在女性是子宫。尿液通过膀胱底部两侧的开口排入膀胱。尿被存储在膀胱中直至排尿。排尿时，膀胱壁中的肌肉收缩挤压膀胱从而将尿液经尿道排出膀胱。人体通过肾脏产生的尿液，通过肾盂、输尿管进入膀胱。膀胱具有两个功

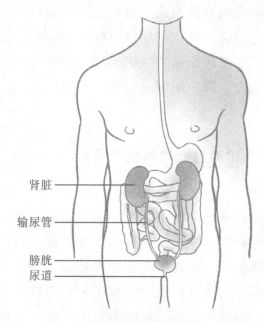

肾脏

输尿管

膀胱
尿道

膀胱位置示意图

能：首先发挥它的贮尿功能，将尿液先保留在其中，待达到一定尿量后，再发挥它的第二个功能排空尿液，通过尿道将膀胱内的尿液排出体外。因为膀胱是一个贮尿的空腔器官，其大小可以随着尿液的多少发生相应的变化，这一变化依靠膀胱壁的肌肉舒缩来完成。正常成人膀胱容量约为 400 毫升，而新生儿只有 50 毫升左右。

323. 膀胱由哪些组织构成？

膀胱是贮尿器官，膀胱壁由三层独立的组织组成。最内层是薄薄的一层尿路上皮，医学上称为黏膜，它与尿液直接接触，除膀胱三角区外，黏膜表面有许多皱襞，膀胱扩张时，皱襞减少或消失。中间层由可收缩的肌肉纤维组成。当膀胱壁中的肌肉收缩时，膀胱内的压力会上升，将尿挤出膀胱。膀胱壁最外面是一层保护层为纤维膜，由疏松结缔组织组成，含有血管、淋巴管和神经，在膀胱后上方，则为浆膜（腹膜）。

324. 人没有膀胱能够生活吗？

人没有膀胱也能生活。生活中可以没有膀胱，但是，还需要一个东西可以执行膀胱的两个基本功能：存储和排空尿液。多年来医生想出了很多方法完成这些任务。最简单的替代方法是将引流管一头连入肾脏，一头通过皮肤出来连接一个袋子，这些管子被称为肾造瘘管。对患者来说这提供了一种简单的方法来储存尿液和倒掉尿液，但这种方法只能临时解决问题。另外，也可以通过手术将输尿管直接与皮肤表面连接（医学上称为双侧输尿管皮造口术），尿液可以流出体外。但是，由于输尿管管径相对较小，很容易发生造瘘口堵塞，所以这也不是长久之策。为了长期解决排尿问题，外科医生常使用一部分小肠代替膀胱的功能，储存在这段肠管中的尿液，最终可以开口于皮肤或通过尿道将尿液排出体外，这是目前国内外常用的没有膀胱的患者将人体尿液排出体外采用的手术方式。

325. 什么是肿瘤？

人体组织是由多种细胞组成的，正常情况下处于有规律的新陈代谢状态，这种有规律的生命活动维持着机体的健康。当机体在多种体内、外致瘤因素的协同作用下，正常细胞从基因水平发生异常改变，不再遵循正常的规律而无限制地过度生长，医学称为肿瘤。肿瘤分为良性、交界性和恶性。良性肿瘤多数是静止状态或缓慢增长，不造成对周围正常组织和器官的侵害，切除后一般不复发，与恶性肿瘤的最大区别是很少危及生命。恶性肿瘤则具有生长迅速、侵袭性、转移性等生物学特性，治疗过程中仍然难以避免复发和广泛转移，危害健康，最终危及生命。交界性肿瘤的各种特性介于良性和恶性肿瘤之间。

326. 什么是癌症？

癌症一词泛指所有的恶性肿瘤，是一组拥有共同重要特性的不同类型的恶性疾病。癌症的英文单词为"cancer"，其中文含义之一就是巨蟹座。癌细胞浸润性生长方式的确类似蟹爪，可以在体内肆意横行，破坏机体的正常组织和器官。恶性肿瘤中绝大部分发生在上皮组织，病理学称其为癌；而少部分来源于间质组织，如脂肪、肌肉、纤维组织等，病理学称其为肉瘤；还有些恶性肿瘤来源于造血细胞、淋巴细胞等，病理学称其为白血病、淋巴瘤等。

327. 什么是转移？

恶性肿瘤细胞能够从肿瘤上脱落下来进入血液循环和淋巴系统，再播散至身体其他部位形成新的肿瘤，这个过程被称为转移。

328. 什么是分化？

原始组织、幼稚细胞逐渐发育成为成熟组织和细胞的过程为分化。人体正常的细胞是成熟和高度分化的形态和功能状态，而肿瘤细胞往往是幼稚的形态和功能状态。

329. 肿瘤细胞的分化程度与恶性程度有什么关系？

病理学应用肿瘤分化的概念一般是用以表述肿瘤细胞趋向成熟的程度。肿瘤细胞与正常细胞的形态越相近似，越提示肿瘤的分化比较成熟，通常表述为"高分化"，或称"分化好"。临床上大多数形态学分化好的肿瘤恶性程度低，大多数形态分化差的肿瘤恶性程度高。但并不是所有形态学分化好的恶性肿瘤**预后**都好，也不是所有分化差的肿瘤治疗效果就差。

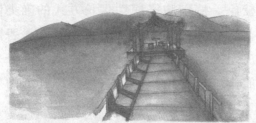

330. 什么是病理分级？有什么临床意义？

病理学应用肿瘤的分级表述肿瘤的分化程度，采用三级表述方式：目前多数应用高分化、中分化、低分化表述，也有些肿瘤应用1、2、3级表述。高分级是低分化的同义词，低分级是高分化的同义词。临床上多数肿瘤符合如下的规律：分级越高，分化越差，恶性度越高，**预后越差**。

331. 什么是增生？

细胞数目增加，称为增生。它可以是正常的生理现象，也可以是炎症刺激引起的病变，或者是肿瘤的表现之一。应根据不同的情况进行不同的处理方式。

332. 什么是不典型增生？

细胞数目增加伴有细胞形态的异常。所谓细胞形态异常是指病变内细胞的形态与正常细胞有一定差异。不典型增生分成三级，包括轻度、中度和重度。其中轻度常见于炎症刺激引起，而中度和重度不典型增生常见于肿瘤发生的前期情况，需密切随诊，必要时需临床干预。

333. 什么是膀胱癌？

膀胱黏膜上皮发生的恶性肿瘤称为膀胱癌。最主要的病理类型是尿路上皮癌，占90%~95%，包括浸润性尿路上皮癌和非浸润性尿路上皮癌两大类，此外还包括鳞状细胞癌、腺癌和神经内分泌癌等病理类型。

膀胱的转移癌少见，从其他部位通过血行播散转移至膀胱很少见。但肿瘤也可直接从邻近的器官侵犯到膀胱，如前列腺癌、结肠癌、直肠癌或宫颈癌等。

334. 什么是膀胱原位癌？

膀胱尿路上皮原位癌是一种非乳头状、扁平的尿路上皮病变，其细胞有高度异型性。膀胱尿路上皮原位癌并不要求异型细胞全部占满膀胱黏膜全层。膀胱原位癌在膀胱内可单独存在，也可伴发于乳头状尿路上皮癌周围。原位癌虽然属于非肌层浸润性膀胱癌，但一般分化差，属于高度恶性肿瘤，并且进展为肌层浸润性癌机率高。

335. 什么是脐尿管癌？

首先需要知道什么是脐尿管，脐尿管是尿囊的残余，至成人时已闭锁成为纤维索，行程从膀胱顶部的前侧到肚脐，长度 3～10 厘米。按其解剖部位可分为膀胱外段、膀胱壁内段和膀胱黏膜内段三部分。脐尿管癌常发生在膀胱壁内段，是膀胱腺癌的一种特殊类型，并向膀胱内层侵犯，因此影像学表现肿瘤位于膀胱顶部或前壁，肿瘤的主体位于膀胱肌层内。脐尿管癌发病率低，占膀胱癌的 0.5%～2.0%、占膀胱腺癌的 20%～39%。脐尿管癌发病机制不清，正常脐尿管内层覆盖为尿路上皮细胞，但脐尿管癌的病理绝大多数为黏液腺癌及印戒细胞癌，多数学者认为其可能为移行上皮化生所致。

336. 膀胱癌在人群中常见吗？

癌症是世界各地疾病死亡的主要原因之一，是城市人群的第一大杀手。在世界范围内各种类型的癌症中，膀胱癌发病率居恶性肿瘤的第 9 位，在男性排名第 6 位。在美国，膀胱癌发病率居男性恶性肿瘤的第 4 位。而在中国，据 2008 年的统计资料，膀胱癌位居恶性肿瘤发病率的第 8 位，发病率为 7.49/10 万人口，男性中位于第 6 位。所以在全国范围内，膀胱癌仍是发病率最高的男性泌尿系恶性肿瘤，也是泌尿系统最常见的肿瘤，近年来膀胱癌发病率呈现稳步增长趋势。膀胱癌男性发病率为女性的 3~4 倍，发病年龄以 51~70 岁为多，并且发病率随着年龄的增长而增加，意味着老年人比年轻人更容易得膀胱癌。

337. 膀胱癌容易往哪里转移？

非肌层浸润性膀胱癌一般不易转移，而肌层浸润性膀胱癌则可以直接侵犯邻近脏器（如前列腺、子宫等、血行播散至肺、骨、肝等）以及通过淋巴系统转移至盆腔、腹膜后淋巴结等。在转移早期，患者自己不一定有不舒服的感觉，常常是通过影像学复查发现的，因此定期复查十分重要。

338. 是否血液检查能判断膀胱癌有无扩散？

人体某些肿瘤组织可产生一些特殊的物质，能通过血液检查而进行诊断。例如前列腺特异性抗原（PSA）可以帮助诊断前列腺癌。因为前列腺癌手术后，血 PSA 几乎到零，通过定期复查血 PSA 水平，可以帮助监控前列腺癌的复发情况。一旦血 PSA 升高就应考虑前列腺癌复发的可能。其他脏器的肿瘤也存在相应的特异性物质，如肝癌、结肠癌、卵巢癌、睾丸癌等。但不幸的是，膀胱癌没有像 PSA 这样的特异性物质。虽然医生和科技工作者正在这方面努力，但尚无血液指标能判断膀胱癌有无扩散，目前主要是通过影像学检查（X 线、B 超，CT 和 MRI）来判断膀胱癌是否有扩散。

339. 膀胱恶性肿瘤就是膀胱癌吗？

膀胱癌是最常见的膀胱恶性肿瘤，但膀胱恶性肿瘤还包括间叶源性的恶性肿瘤，如平滑肌肉瘤、横纹肌肉瘤、血管肉瘤、骨肉瘤等；黑色素细胞来源恶性肿瘤，即恶性黑色素瘤；淋巴造血系统恶性肿瘤，也就是常说的淋巴瘤，以低度恶性的黏膜相关结外边缘带 B 细胞淋巴瘤和浆细胞瘤最为常见；转移性肿瘤也是膀胱恶性肿瘤的种类之一。

340. 临床上膀胱癌有哪些常见类型？

广义地讲，膀胱癌主要包括两种类型：原发癌和转移癌。原发性膀胱癌起源于膀胱本身，转移癌来源于其他器官，只是癌扩散到了膀胱。扩散方式可以通过血液、淋巴系统或者直接从邻近器官侵袭到膀胱，如前列腺癌、直肠癌、宫颈癌。

原发性膀胱癌要比转移性膀胱癌常见得多。其中最常见的是尿路上皮癌，占 90% 以上。还有相对比较少见的鳞状细胞癌、腺癌等。

鳞状细胞癌在埃及十分常见，因为有一种叫做埃及血吸虫的膀胱感染很普遍。感染这种寄生虫后，会在膀胱内形成一种慢性刺激，数年之后，患者就容易发生鳞状细胞癌。其他引起慢性刺激的情况也容易导致这种类型的膀胱癌，例如长期留置导尿管等。鳞状细胞癌不像尿路上皮癌那样容易发生淋巴结转移，但是它容易通过直接扩散侵犯邻近的器官。膀胱腺癌非常少见，大约占所有膀胱癌的2%。这种肿瘤也与慢性刺激有关，具有高度的侵袭性，这两种类型的膀胱癌对放化疗都不太敏感，治疗上都应采用根治性全膀胱切除术。

341. 膀胱癌有家族遗传性吗？

膀胱癌的发病率存在地区性、种族性以及性别上的巨大差异，提示环境因素、生活方式、遗传与膀胱癌发生有关。目前也发现膀胱癌存在家族成员肿瘤易感基因突变的情况，但没有确切的证据证明膀胱癌是遗传病。家人中得了膀胱癌其他家族成员发病风险确实会有轻微增加，原因可能是家庭成员的生活环境相似，如香烟烟雾、化学品污染物、饮食风险等。

342. 膀胱癌会传染吗？

癌症是不会传染的，患者不会把膀胱癌传播给家人或朋友。然而，正如刚才提到的，家庭成员往往接触到类似的化学毒素，如香烟烟雾和环境中的化学品等，因此，家庭成员需要提高自我保护意识和健康认识。

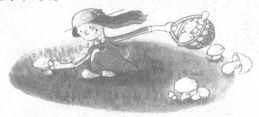

343. 膀胱尿路上皮癌的患者治疗后 1 年又得了肾盂癌，是转移了吗？

尿路上皮癌有一个特性是可在排尿通路多个部位出现肿瘤，可在膀胱内长多个肿瘤，也可以在整个排尿通路上如肾盂、输尿管或尿道上同时或先后发生尿路上皮癌，这不是肿瘤转移。关于这一特性有很多种理论来解释，例如区域缺陷理论，再如种子理论等。由于尿路上皮癌存在多个部位发生肿瘤的特性，所以患者一定要重视术后随诊工作，不仅要检查膀胱，还要兼顾整个排尿通路，以便早期发现膀胱以及其他排尿器官的肿瘤。

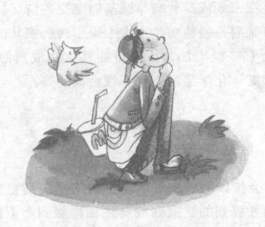

八、肿瘤病因探究篇

344. 哪些因素易导致膀胱癌?

这是大家最关心的一个问题,在全世界范围内,科学家们一直在各个方面研究癌症,他们试图弄清癌症的病因以及怎样阻止其发生。目前的研究结果显示膀胱癌的病因仍未十分清楚,较为明确的两大致病危险因素是长期接触化工产品和吸烟。其他可能的致病因素还包括慢性感染(细菌、血吸虫及人类乳头状瘤病毒感染等)、滥用含有非那西汀的镇痛药(10年以上)、盆腔放疗、长期饮用砷含量高的水及长期染发等。另外,膀胱癌还可能与遗传有关;慢性尿路感染、长期异物刺激(留置导尿管、结石)也可引起膀胱癌。

345. 为什么多数癌症容易在老年人中发生?

约60%癌症会在65岁以后出现,约70%的癌症患者死亡会发生在老年人群。目前认为存在以下几方面的原因导致癌症容易在老年人中发生:①机体癌变过程需要若干年才能完成;②部分细胞、组织在老化时才会对部分致癌物质更加敏感;③机体免疫系统清除恶化细胞组织的能力随着年龄的增加而减弱;④癌症的发生总伴随着DNA遗传物质的出错,老化细胞修复出错DNA遗传物质的能力随着年龄的增加而减弱。

346. 为什么常出现家庭多名成员患癌症？

多个家庭成员出现癌症可能有几方面的原因：①可能仅仅是一个巧合；②可能是因为家庭成员生活在相似的环境或者有相似的生活习惯，如均喜欢抽烟和酗酒；③可能家庭成员遗传因素所致。需要注意的是，仅有5%以下的癌症患者因父方或母方缺陷基因遗传所致，而绝大多数癌症患者与遗传因素无关。缺陷基因仅会增加癌症的风险，其存在并不意味着一定会出现癌症。

347. 吸烟与患膀胱癌有关吗？

吸烟者易得肺癌，可能大家都知道了，但知道与膀胱癌有关就不一定了。其实吸烟是目前最为肯定的膀胱癌致病危险因素，30%~50%的膀胱癌和吸烟相关。烟雾中含有多种致癌物，包括芳香胺类及某些多环芳香烃，这些致癌物代谢后经尿液排出体外，尿液中的致癌物可诱导膀胱上皮恶变。研究发现吸烟者患膀胱癌的危险比不吸烟者高5~7倍，其危险率与吸烟强度和时间成正比；其次烟草的种类与患膀胱癌的风险也有关。一般来说，吸黑色烟草比吸金黄色烟草更有害，吸高焦油和高尼古丁的烟草比吸低焦油和低尼古丁的烟风险更大，吸带过滤嘴的香烟比不带过滤嘴的风险小。戒烟可以降低患病风险，国际癌症研究组织认为，如果全社会都戒烟，男性膀胱癌发病率可下降一半，女性膀胱癌发病率可下降三分之一。

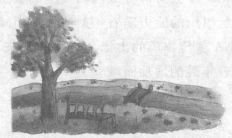

348. 为什么有些人吸烟却并没有得癌症？

我们身边可能不难发现某些人一生吸烟却没有出现癌症，同时某些从未吸烟的人却患上了肿瘤。虽然研究已经确认吸烟会导致癌症，但这并不表明所有吸烟的人一定会患癌症，或者说所有不吸烟的人一定不会患癌症。吸烟只是会增加患癌症的风险。吸烟的人与不吸烟的人相比其出现癌症的可能性更高。这就像马路上超速行驶容易出现交通事故一样，并非超速行驶就必然会出现交通事故，也并非低速就一定不出现交通事故，这还取决于其他因素的作用。事实上近一半的吸烟者最终会死于癌症或其他与吸烟相关的疾病。约 1/4 的吸烟者会在 35～69 岁死亡。

349. 饮食习惯与膀胱癌的发生有关吗？

不同国家和地区膀胱癌发病率存在巨大差异，提示饮食习惯可能影响膀胱癌的发生。浓缩的尿液和尿潴留可增加尿中致癌物与尿路上皮的接触。多饮水、勤排尿可能减少对尿路上皮的损伤。一项长达 10 年的**随访**数据也证实多喝水可降低膀胱癌发病率。

其次是咖啡饮品。早在 1971 年就提出膀胱癌可能与喝咖啡相关。但之后又有研究认为在咖啡饮品与膀胱癌发病无关。2001 年的一项总结资料认为咖啡消费使患膀胱癌的风险大约增加 20%，但茶与膀胱癌发病无关。

用明火制作的烤肉、熏肉含有多环芳香烃，来源于落在炭火上的脂肪形成的烟雾，苯并芘是致癌性最强的多环芳香烃。有研究资料表明，烤制食物高摄入个体患膀胱癌的风险比低摄入者升高了 2.4 倍。

350. 是否应该相信某些宣传中所讲的抗肿瘤饮食？

大量广告宣传提及某些特殊食品或"抗肿瘤食品"对我们的身体非常有益。我们不应该依赖这些所谓"抗肿瘤食品"降低癌症发生风险，它们无法替代健康的平衡膳食在维持身体健康中发挥的作用。世界卫生组织建议每天至少应该摄入 400g 水果和蔬菜，预防癌症和其他慢性疾病。

351. 饮酒与肿瘤有关系吗？

饮酒能增加口腔癌、喉癌、食管癌、乳腺癌、大肠癌、肾癌、肝癌的发生。研究表明在死于肿瘤的男性患者中有 6.7%、女性患者中有 0.4% 与饮酒有关。饮酒量越大，出现癌症的风险越大。重度饮酒会导致肝硬化，从而导致肝癌的发生。

352. 多大酒量对于预防癌症来讲属于安全量？

为了预防癌症的发生，据估计男性每天最多只能饮用 70～100 毫升 40 度白酒（250～350 毫升 12 度红酒），女性最多只能饮用 50 毫升 40 度白酒（约 175 毫升 12 度红酒）。但从癌症预防的角度来说应尽量避免饮酒。

353. 体力活动缺乏与癌症有关系吗？

体力活动缺乏会增加乳腺癌、大肠癌和子宫内膜癌发生风险。由于生活方式改善，目前我国大多数人缺乏必要体力活动和锻炼。在我国，死于肿瘤的男性患者中有 0.3%、女性患者中有 0.2%与体力活动缺乏有关。通过增加活动量和锻炼身体能有效降低癌症发生风险。

354. 如何通过锻炼和体力活动降低癌症风险？

我国将每周锻炼频率≥3 次，每次≥30 分钟定义为经常锻炼，未达到该标准的为偶尔锻炼。体力活动分为职业性体育活动、娱乐性体育活动和散步等。美国疾病控制中心推荐每周至少进行 150 分钟**中度有氧活动**，并至少进行 2 次全身肌肉伸展运动。

355. 肥胖与肿瘤有关系吗？

研究表明肥胖与绝经后乳腺癌、大肠癌、子宫内膜癌、食管癌、胰腺癌、肾癌、胆囊癌等 20 多种癌症的发生相关。肥胖人群与正常体重人群相比过量脂肪组织会带来较多激素和生长因子。高激素水平，如雌激素和胰岛素的增加会导致部分肿瘤发生的风险升高。研究表明死于肿瘤的男性患者中有 0.06%、女性患者中有 0.78%与肥胖有关。

356. 什么是肥胖？

肥胖一般通过体质指数（曾称体重指数，BMI）进行评定，体质指数＝体重/身高^2（kg/m^2）。根据世界卫生组织定义，BMI>30 为肥胖，25~30 为超重。研究表明该定义并不适用中国人，根据卫生部"中国成人超重和肥胖症预防控制指南"推荐标准，BMI≥28 为肥胖，24~28 为超重。目前中国肥胖和超重率在男性中超过 12%，而在女性中超过 17%。

357. 如何通过控制体重降低癌症发生风险呢？

首先需要通过体质指数公式确定体重是否在健康范围内。对于部分人来说，将体重控制在理想范围内比较困难，或许首先应该调整生活方式，如健康饮食、减少饮食量并积极锻炼身体，这样能先保证体重不再增加，随后再逐步降低体重。体重的控制最终能降低癌症的发生风险。目前我国居民生活水平改善，越来越多的人出现超重和肥胖，为了解决肥胖问题，我们应该从儿童做起，加强对学生的健康教育。

358. 接触哪类化工产品的工作易得膀胱癌？

长期接触化工产品是最早获知的膀胱癌致病危险因素，约20%膀胱癌是由职业因素引起的，包括从事纺织、染料制造、橡胶化学、药物制剂和杀虫剂生产、油漆、皮革及铝、铁和钢生产的工作等。据统计 5%~15% 膀胱癌患者可能有长期职业暴露史，职业因素发病的潜伏期很长，一般在 15 年以上。膀胱癌职业相关的致癌物主要有：化学染料和机油中的芳香胺类物质如 2-奈胺、4-氨基联苯、对二氨基联苯和甲苯胺，干洗剂中的氯化脂肪烃，燃烧废气中的杂环芳香烃，高压电装置绝缘材料多氯联苯，有机溶剂苯。长期接触这些致癌物的工人患膀胱癌的风险可增加。

359. 感染会导致癌症吗？

研究证实大约 1/5 的癌症是由感染引起。目前确定与癌症相关的感染因素包括人乳头状瘤病毒、乙肝病毒、丙肝病毒、幽门螺杆菌、EB 病毒。其中人乳头状瘤病毒与宫颈癌、口腔癌以及肛门生殖道癌症、乙肝病毒和丙肝病毒与肝癌、幽门螺杆菌与胃癌、EB 病毒与鼻咽癌都存在对应关系。死于癌症的男性患者31.7% 与感染因素有关，死于癌症的女性患者 25.3% 与感染因素有关。

360. 膀胱炎会引起膀胱癌吗？

膀胱炎依病程的不同分为急性膀胱炎和慢性膀胱炎；依组织学表现而言有多种病理类型，如间质性膀胱炎、血吸虫性膀胱炎、腺性膀胱炎等。其中血吸虫性膀胱炎与膀胱鳞状细胞癌的发生存在一定相关性，腺性膀胱炎可能与腺癌有关。此外，长期炎症刺激引起的膀胱尿路上皮增生及不典型增生也可能会引起尿路上皮癌。但急性细菌性膀胱炎治愈后不会引起膀胱癌。虽然多数膀胱炎不会引起膀胱癌，但一些特殊类型的膀胱炎如腺性膀胱炎仍需引起重视，最好及时治疗。

361. 经常憋尿会导致膀胱癌吗？

膀胱本身是一个储存尿液的器官，排尿是为了排出人体代谢产物和多余的水分，如果长期憋尿不仅会损伤膀胱括约肌的收缩功能，同时长期憋尿可使膀胱扩张和膀胱壁血管被压迫而致膀胱黏膜缺血，此时膀胱抵抗力降低，细菌就会"乘虚而入"，可引起膀胱炎、尿道炎等泌尿系统疾病。其次若长期憋尿，有致癌性的代谢产物就会长期作用于膀胱黏膜上皮，导致黏膜上皮的增生。虽然没有直接的证据表明经常憋尿会导致膀胱癌的发生，但也不排除是膀胱癌发病的诱因之一，因此建议别憋尿。

362. 膀胱癌发病与遗传有多大关系?

膀胱癌发病率在不同国家和种族有明显的差异,提示遗传背景在膀胱癌的发生中起重要作用。有膀胱癌家族史者患病危险明显增加;遗传性视网膜母细胞瘤患者的家族中膀胱癌患病风险显著升高;但膀胱癌不像一般遗传病,父母一方有膀胱癌子女就会得膀胱癌。

363. 长期服用哪些药物可能增加膀胱癌的发病风险?

某些止痛药物已证实与膀胱癌的发生相关。在瑞典的一个兵工厂,曾免费发放止痛药非那西丁以预防由于机器噪声造成的头痛。几年后,工人膀胱癌的发病率增高,但肾盂癌的发病率更高。另一个常用的止痛药,对乙酰氨基酚和非那西丁在化学结构上类似,共享代谢途径。在动物实验上,已证实对乙酰氨基酚可以诱发啮齿类动物发生膀胱癌。

环磷酰胺是常用的抗癌药物。它对膀胱黏膜有毒性,可能增加膀胱癌的风险,且风险随环磷酰胺的累计量上升而升高。

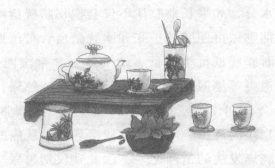

九、门诊就诊篇

364. 如何选择就诊医院?

选择医院是看病的第一步,也是对诊断和治疗效果影响最大的。选择就诊医院应遵循:小病及时就近诊疗,大病选择二级、三级医院。小病是指常见病、多发病,可以及时到就近的社区门诊或一级医院就诊;大病是指当病情较重,诊断疑难,疗效不显时,及时选择二级以上医院就诊。大型医院根据收治范围分为综合医院和专科医院。综合医院诊疗范围广,分科齐全。专科医院是专门从事某一病种诊疗,专业性强。选择二级以上医院就诊的患者可根据自身的时间、经济状况、医院的口碑,医院的性质(公立、民营)、医院的级别、是否医保定点医院、地理位置的远近,以及对服务的要求等进行选择。

365. 如何在医院选择就诊科室?

综合性医院多按照疾病系统和部位分类,专科医院多按照治疗方法和部位分类。患者可根据所患疾病的部位和归属系统选择就诊科室。但对同一部位或系统,同时存在内外科不同治疗科室的问题。以肿瘤患者为例,未手术治疗的初诊患者,根据病变部位选择外科手术科室就诊,手术后患者或不能手术治疗的患者可选择放射治疗或化疗科室。患者在就诊前可以通过电话或网络查询各医院门诊科室设置,选择正确的就诊科室,避免挂错号。

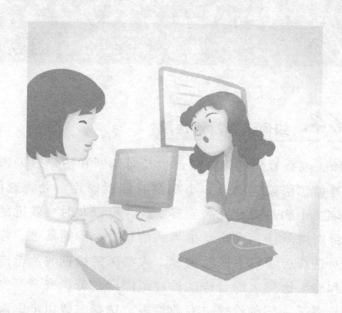

366. 如何做好就医前的准备？

　　大型医院门诊出诊医生在出诊时间内必须接诊大量患者，很难有充足时间详细解答每一位患者提出的全部问题。患者在就诊前最好做一些准备工作，提前梳理好向医生介绍的病情，需要问医生的问题，这样既可以节省时间，又可以避免因临时考虑而疏漏某些重要的细节。此外如果患者已在其他医院检查或治疗，应将已有的检查结果和病历资料带全，以便医生的进一步诊断和治疗。

367. 如何选择普通门诊和专家门诊？

　　目前多数医院都设立简易门诊、普通门诊、专科门诊、专家门诊及专业组门诊、特需门诊等，以满足不同层次的需求。建议初诊患者挂普通门诊，因为初诊时无论是专家门诊还是普通门诊医生，都要根据病情先让患者做相应的检验、影像学检查、肿瘤还需要组织病理学检查才能确诊。患者复诊或有疑难疾病并且检查结果完整者可选择专家门诊。患者可根据医院专家介绍栏或网站上的专家介绍了解各专家的专业特长，结合自身病情选择适合的专家。

368. 选择哪种方式预约挂号？

为方便群众就医，提高医院医疗服务水平。各个医院均在开展不同的预约挂号方式来缓解患者挂号排队和候诊等待时间长。预约挂号方式主要包括电话预约、网络预约和自助挂号等方式。医院电话预约和网络预约方式多通过与第三方公司合作为患者提供方便，优点是有稳定的网络挂号平台，有大量的接线客服，解决患者排队挂号的困扰，但缺点是第三方公司客服缺少医学专业知识，患者在采取电话预约和网络预约前应了解医院的科室设置和挂号的号别。自助挂号是在医院挂号处、门诊大厅等显著位置放置的自助挂号机，方便患者在医院就诊后预约下次就诊时间。患者在就诊前了解就诊医院的预约挂号方式和预约挂号号别，合理安排时间挂号就诊。

369. 如何进行电话和网络预约挂号？

一般电话预约和网上预约挂号使用统一平台，并且采取实名制注册，用户首次预约必须注册就诊人的真实有效基本信息。电话预约可根据人工提示进行医院、科室、号别的选择来预约挂号，网络预约根据页面显示进行预约挂号。在成功预约后，注册手机会收到预约成功和唯一8位数识别码的短信。患者取号时须在医院规定时间内，出示身份证和8位数识别码来取号。

370. 建立就诊卡、挂号须出示哪些身份证明的证件？

患者按规定必须用真实姓名挂号、就诊。凡到各医院就诊的患者须为实名制挂号，严禁使用非就诊患者的姓名建卡、挂号。在各医院办理就诊卡时，须出示患者身份证、户口本或驾驶证、老年证等有效身份证明进行建卡挂号。此外北京医保患者必须持北京医保社会保障卡办理就诊卡和挂号。

371. 什么是银医卡？银医卡开展哪些自助服务项目？

银医卡是银行和指定医院合作办理的联名卡，具有普通银行卡的所有功能，还可以在医院网站预约挂号。银医卡开展的自助服务包括自助缴费、自助检查报告打印、自助信息查询等。银医卡的开展使实名制挂号得以更好应用，也为全国开展的"先诊疗，后结算"奠定基础。

372. 为何要建立正式病案？

各地均实施门诊就诊手册，并在各医院均可使用。门诊就诊手册是由医生填写，对患者每次就诊情况、各项检查和用药情况的记录。如果患者需要住院治疗，部分医院要求建立正式病案。患者根据各医院要求持患者身份证或有效证件填写病案首页建立正式病案。正式病案是对住院后患者病情和诊疗过程所进行的连续性记录。正式病案一般由医院病案室统一保管。

373. 做哪些检查需要做好身体准备？

患者为确诊病情需做各种全身和专科检查。医院有些检查不能直接做而需要患者做好身体准备，例如血液检查前空腹、肠镜检查前需要提前做**肠道准备**和妇科 B 超需膀胱憋尿充盈等。患者可根据检查申请单或预约通知单上的要求做好身体准备。

374. 医保患者就诊需要做好哪些准备？

首先，到任何医院就诊，必须携带医保卡（本），以证实医保身份，进行医保结账。否则，没有医保证明者，会被默认为自费，造成费用无法报销。另外，就诊前应了解好各种医保规定，各种医保政策因地区不同、病种不同也会有所差异，要按照要求提前办理如转诊、特病等相关手续。

375. 医院里发的传单可信吗？

不可信，候诊区里闲散人员传发的传单都是非法广告。严重影响了人们的视野，误导、欺骗了很多急于求医的患者。这些广告所宣传的医疗手段不仅没有及时为患者解除病痛，反而增加其经济负担，延误了病情的及时治疗。患者应清醒地识别违法医疗广告，谨防受骗上当。医院的宣传资料一般由佩戴医院标识的工作人员或存放在服务台、候诊区发放。

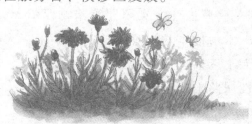

十、典型病例

病例一　早期膀胱癌经尿道膀胱肿瘤电切成功病例

患者，男性，60岁。主因"间歇性无痛性肉眼血尿2周"入院。2周前患者无明显诱因出现无痛性全程肉眼血尿1次，呈淡红色，未见血块，1天后消失，2天前又复发血尿，外院行B超检查提示：膀胱左侧壁见约2.1厘米×1.5厘米中强回声肿物，可见血流。患者无畏寒、发热，无尿频、尿急、尿痛及排尿困难及腰腹部疼痛等症状。以"膀胱肿瘤"收治入院。患者自发病来，精神可，食欲、睡眠一般，排便如常，体重无明显减轻。既往吸烟30余年，20支/日，不嗜酒。

入院后体格检查正常。入院后检查：血常规、肝肾功能正常、电解质正常、空腹血糖均正常。尿细胞学未见癌细胞。静脉肾盂造影上尿路（肾盂、输尿管）未见异常。经直肠B超示膀胱左侧壁中高回声结节，约2.0厘米，未见明确侵犯肌层的征象。膀胱镜检查显示膀胱左侧壁可见一直径约2.5厘米的乳头状肿物，有短蒂，蒂宽约0.2厘米，另膀胱后壁可见一直径约0.5厘米的乳头状肿物，双输尿管开口可见，喷尿良好。全身其他部位检查未见异常。术前诊断该患者为非肌层浸润性膀胱癌。

患者在术前准备完善后，全麻下行经尿道膀胱肿瘤电切术，手术顺利，未输血。术后留置尿管，羟基喜树碱40毫克+生理盐水40毫升即刻膀胱灌注，夹闭尿管药物保留30分钟后放开排空药物及尿液。术后标本送病理学检查。手术当天输液抗感染治疗，术后第一天下床活动及进食。术后恢复顺利，术后病理结果为膀胱非浸润性尿路上皮癌，低级别。术后第7天予以表阿霉素

50毫克膀胱灌注治疗后拔除尿管出院。出院时嘱患者戒烟，多饮水，不憋尿，多吃蔬菜和水果，服用复合维生素，少吃肥肉和烤肉。

术后定期行膀胱灌注化疗药物，表阿霉素50毫克膀胱灌注治疗，1次/周×8周，1次/月×10个月。第3个月复查膀胱镜检查，伤口已愈合，膀胱内未见肿瘤，血常规及肝肾功能正常。该患者术后第1年内每3个月复查膀胱镜，半年后复查腹部及盆腔B超、胸片均未见异常。第2年停止膀胱灌注药物，每半年复查均未见异常。目前已**随访**5年，患者一般情况好，无不适，未见膀胱肿瘤复发、上尿路异常及转移迹象。

病例二　膀胱癌膀胱部分切除成功病例

患者，男性，48岁。主因"间歇无痛性肉眼血尿4月余"入院。患者4个月前，无明显诱因出现无痛性肉眼全程血尿，呈淡红色，可见小血块，自服消炎药，血尿消失，未去医院检查。期间又发作血尿1次又自行缓解，3天前复发血尿，但无尿频、尿急、尿痛等膀胱刺激症状，外院B超检查提示：膀胱右后壁内可见一约3.2厘米×2.6厘米中低回声肿物，形态不规则。门诊以"膀胱肿瘤"收治入院。患者自发病来，无发热，无乏力及排尿困难，精神可，食欲、睡眠一般，大便干燥，体重无下降。既往有"高血压"病史5年，血压最高达170/100mmHg，口服药物控制，血压控制较满意。吸烟15余年，30支/日，不嗜酒。

入院后体格检查正常。入院后检查：血常规、肝肾功能正常、电解质正常、空腹血糖均正常。尿细胞学可见癌细胞。静脉肾盂造影显示上尿路未见异常。经直肠B超提示膀胱右后壁肿瘤，3.5厘米×2.5厘米，侵犯肌层。盆腔MRI：膀胱右后壁可见不规则形软组织肿物，约3.5厘米×3.1厘米，增强可见不均匀强化，考虑膀胱癌，盆腔未见肿大淋巴结。膀胱镜检查：膀胱右后壁可见一直径约3.5厘米菜花状肿瘤，基底宽，肿瘤离右侧输尿管口约1.0厘米，取膀胱肿瘤活检1块送病理学检查，余膀胱内黏膜光滑，未见异常，双输尿管开口可见，喷尿良好。膀胱镜下肿瘤活检病理为高级别浸润性尿路上皮癌。全身其他部位检查未见异常。术前诊断为肌层浸润性膀胱癌，合并有高血压，建议根治性全膀胱切除术，但患者要求保留膀胱功能，故与患者充分沟通风险后，决定行膀胱部分切除+右侧输尿管膀胱移植吻合术。

手术在全麻+腰麻下进行，行了膀胱部分切除+右输尿管膀胱移植吻合术，同时行盆腔淋巴结清扫，术中化疗药物羟基喜树碱40毫克浸泡切口及膀胱5分钟，彻底用注射用水、生理盐水冲洗膀胱及伤口，将右输尿管移植吻合至膀胱右侧壁，并留置输尿管支架管预防尿漏和吻合口狭窄，手术顺利，未输血。术后恢复良好，第一天下床活动，第二天开始进饮食，术后第8天拆线。术后病理结果为高级别尿路上皮癌，肿瘤侵透膀胱壁全层达周围脂肪组织，伴脉管瘤栓，盆腔淋巴结未见转移癌。患者病理分期为T_{3a}，Ⅲ期。

术后请肿瘤内科会诊考虑患者病理膀胱癌已侵透肌层达外膜脂肪，国外临床研究显示该期膀胱癌患者，术后辅助化疗可提高患者的生存率。该患者术后接受了全身化疗。化疗为GC方案，患者化疗期间出现轻度腹泻，轻度白细胞计数下降，给予相应对症治疗，无脱发。化疗结束后复查膀胱镜未见膀胱内肿瘤复发，在膀胱镜下完整及顺利拔除右侧输尿管支架管，复查盆腔CT提示膀胱术后改变，未见肿瘤后出院。嘱患者戒烟，多饮水，不憋尿，多吃蔬菜和水果，少吃肥肉和烤肉。继续服用抗高血压药物控制血压。开始行膀胱灌注治疗以预防膀胱内肿瘤复发：吡柔比星（THP）40毫克膀胱灌注治疗，保留半小时，1次/月×10

个月。

术后第 1 年内每 3 月复查膀胱镜，每 3 个月复查胸片、B 超、血常规、生化全项检查，每半年复查腹部+盆腔 CT，均未见异常。第 2 年停止膀胱灌注药物，每半年复查一次，包括血常规、生化全项、膀胱镜检查、胸片、B 超和腹部及盆腔 CT 均未见异常。3 年后嘱其每年复查，目前已**随访** 4 年，患者一般情况好，无排尿不适，未见膀胱癌复发及转移迹象。

病例三　复发、多发膀胱癌根治性全膀胱切除成功病例

患者，男性，78 岁。主因"膀胱癌术后 2 年，血尿 2 天"入院。患者 2 年前因"肉眼血尿 3 周"诊为膀胱肿瘤，在本院行经尿道膀胱肿瘤电切术，术后病理示：膀胱高级别尿路上皮癌 $T_1N_0M_0$，术后予以羟基喜树碱 40 毫克膀胱灌注治疗，1 次/周×8 次，1 次/月×10 次。第 1 年期间患者复查未见异常，1 年后嘱其半年后复查，患者自己感觉无不适未再复查，2 天前突排血尿，我院门诊膀胱镜

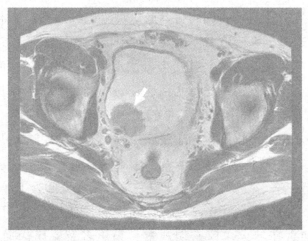

盆腔 MRI：膀胱右后壁肿瘤（箭头所指）

检查示膀胱内多发肿物，取活检病理示膀胱尿路上皮癌，高级别。患者无畏寒、发热，无乏力，无尿频、尿痛及排尿困难，门诊以"膀胱癌术后复发"收治入院。患者自发病来，精神状态尚可，食欲、睡眠一般，大便如常，体重无明显减轻。既往身体良好，无其他疾病。入院后体格检查正常。入院后检查：血常规、肝肾功能正常、电解质正常、空腹血糖均正常。尿细胞学可见癌细胞。静脉肾盂造影显示上尿路未见异常。腹部+盆腔CT：膀胱左后壁明显增厚，内可见多个结节，肝、脾、胆、胰及双肾未见异常。腹膜后及盆腔未见明显肿大淋巴结。膀胱镜检查：膀胱左输尿管口外侧可见一直径2.0厘米大小的菜花样肿瘤，无蒂，其旁可见地毯状肿物，膀胱三角后区、右侧壁及前壁可见散在的小乳头样肿瘤，直径0.2~1.5厘米。膀胱镜下肿瘤活检病理膀胱尿路上皮癌，高级别。全身其他部位检查未见异常。术前诊断为膀胱癌术后复发，多发，无法行保留膀胱的手术，但患者高龄，虽无明显的身体其他合并症，如心脏病等，但接受该手术风险大，与患者及家属充分沟通后，并告知手术风险及尿路改道行腹壁造口永久挂尿袋等情况，患者接受并要求根治性全膀胱切除+回肠膀胱术。

手术在全麻下进行，同时行盆腔区域淋巴结清扫。手术顺利，术中输血400毫升。术后患者恢复可，各引流管均通畅，术后第3天下床活动，排气，拔除胃管，开始少量饮水，逐步进半流，但患者第7天突然腹胀，不排气，考虑有肠粘连、肠梗阻，予以重新下胃管，禁食和静脉高营养等处理，2天后肛门排气，患者逐步恢复。术后病理为膀胱高级别尿路上皮癌，肿瘤浸润浅肌层，膀胱尿路上皮呈广泛不典型增生及原位癌形态，精囊腺及前列腺未见癌累及。双侧输精管及尿道切缘未见癌。盆腔淋巴结未见转移癌。病理分期为T_{2a}，Ⅱ期。

请肿瘤内科会诊，患者为膀胱癌浸润浅肌层，无明显预后不良因素，加之高龄，建议密切观察，与患者及家属沟通后，告知术后辅助化疗价值有限，患者要求定期观察出院。患者出院后，身体恢复良好，腹壁造口无明显异常，术后 3 个月来院复查，行血常规及生化全项检查，胸片、B 超和腹部+盆腔 CT 检查，腹部+盆腔 CT 显示为盆腔术后改变，未见明确肿瘤，后每隔 3 个月复查 1 次，至第 2 年，每半年复查均未发现肿瘤复发、转移。目前已**随访** 2 年半，患者自我感觉良好。

病例四　膀胱癌肺转移全身化疗成功病例

患者，男性，58 岁。因"膀胱癌电切术后半年，下腹部疼痛 20 余天"入院。患者半年前因血尿在外院诊为"膀胱癌"，遂行经尿道膀胱肿瘤电切术，病理为"高级别浸润性尿路上皮癌"，术后定期膀胱灌注吡柔比星，1 次/周×8 周，1 次/月×4 月，但未作复查，20 天前出现下腹部疼痛，伴腰部酸痛，大便坠胀感，就诊我院。行胸腹盆增强 CT 检查提示膀胱左、右侧壁明显增厚，结节状，与周围界限不清，盆腔内未见肿大淋巴结，右肺结节（1.0 厘米×0.9 厘米），考虑为转移。纵隔区多发小淋巴结。患者一般情况较好，下腹部疼痛不适向右侧腹股沟区放射，尿频、尿急，伴尿不尽，无明显血尿，无发热。饮食基本正常，睡眠可，大便正常。近 3 个月来体重下降了约 5 千克。既往吸烟史 30 余年，平均 20 支/天，现已戒。饮酒史 10 余年，平均 50 克/天。入院后体格检查正常。入院后检查：血常规、肝肾功能正常、电解质正常、空腹血糖均正常。膀胱镜检查：膀胱内尿液混浊，膀胱左、右侧壁均可见团块状菜花样肿瘤组织，广基，边界欠清楚，肿瘤表面坏死，肿瘤附近膀胱黏膜粗糙增厚，水肿，取少许肿瘤组织**活检**送病理。病理学检查：膀胱镜下肿瘤**活检**为浸润性尿路上皮癌，高级别。临床诊断为膀胱癌术后复发，肺转移。

治疗上以全身化疗为主。患者接受了全身化疗，方案为健择+顺铂（GC）：顺铂50毫克d1、d2；健择1.6克d1、d8，21天为1周期×4~6个周期，第一周期化疗期间出现轻度白细胞计数下降、轻度呕吐，对症治疗后好转。第二周期结束后复查，患者一般情况好，未诉明显不适。血常规、生化全项、凝血未见明显异常，心电图正常。腹盆CT对比：盆腔术后改变，膀胱充盈良好，右后壁不均匀增厚较前明显改善，范围亦较前缩小，原右肺转移结节，明显缩小，局部可见约0.6厘米空洞样改变。评价为肿瘤缩小，明显好转。后又进行了4周期化疗，期间患者耐受性良好，出现轻度的化疗反应，未脱发，均给予相应对症治疗，患者肝肾功能一直正常。化疗6周期后复查胸腹盆CT提示：膀胱左、右后壁肿物进一步缩小，膀胱壁上未见明确肿瘤；复查膀胱镜示膀胱黏膜光滑，未见明确肿瘤。复查胸部CT提示右肺结节已消失，未发现新发病灶。疗效评价为肿瘤完全消失。患者出院后定期**随访**，每3个月复查血常规、生化检查、胸腹盆腔CT，已随诊12个月未发现新发病灶。感觉非常好。

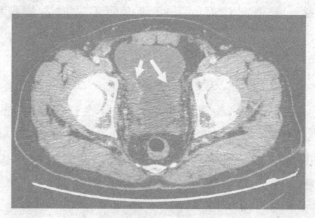

盆腔CT：膀胱左、右侧壁可见不均匀增厚肿物（箭头所指）

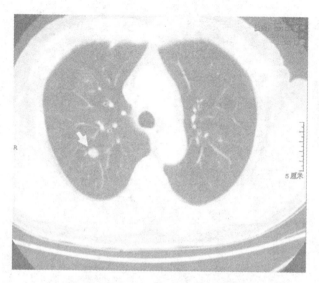

胸部 CT 显示右肺转移瘤（箭头所指）

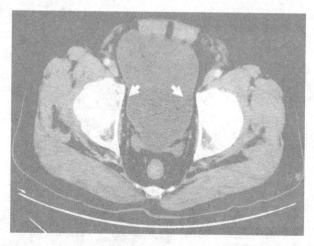

化疗后盆腔 CT：膀胱左右侧壁正常（箭头所指肿瘤消失）

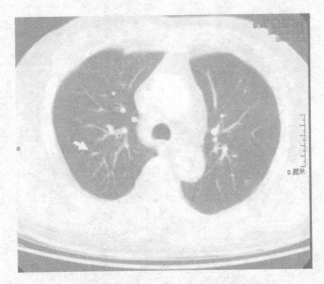

化疗后胸部CT：右肺肿物消失（箭头所指）

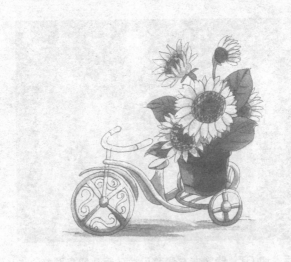

十一、名家谈肿瘤

增强"自我科学抗癌"意识

陆士新，著名肿瘤病理生理学专家，研究员，中国科学院院士

癌症已成为我国人群死因的首位，具有发病率高、死亡率高、治疗费用高等特点，因此，人们"谈癌色变"。目前，学术界普遍认为对癌症不要恐惧而要防治，癌症是"可防可治"的。肿瘤防治的关键仍然是要坚持以人为本、自我抗癌，实施预防为主、防治研相结合，大力做到肿瘤防治"三早"，即早期预防、早期诊断和早期治疗；"三早"是癌症"可防可治"的核心和基础。世界卫生组织也强调：三分之一的癌症是可以预防的，三分之一的癌症患者通过早期诊断并得到合适的治疗是可以治愈的；三分之一的癌症患者通过治疗，可以减轻痛苦，延长生命。人群的自我抗癌意识和信念至关重要，因为如无自身防癌意识，接触致癌因素而不自知，一旦患上癌症已成晚期，延误了病情。

控制癌症应当以早期预防为主，我们究竟应该怎样做才能实现"三早"呢？首先，我们要积极增强"科学自我抗癌意识"，注意在生活中远离致癌因素，并积极做到合理营养、适当运动、戒烟限酒、心理平衡等健康生活方式，自我预防癌症发生。近二十几年来，在我国食管癌、肝癌、胃癌等肿瘤高发区所进行的病因学调查研究的基础上，开展了国际上最先进的大规模人群预防研究，现在已取得可喜的成果，树立了癌症"可防"的典型，

并增强了我们对癌症可以预防的信心。

癌症的发生发展是多阶段逐渐演变的过程，在癌前病变和早期癌阶段就进行治疗是可以不发生癌症或可以被治愈的。什么是癌前病变呢？癌前病变是指人体组织中某些细胞在人体内外环境中的物理、化学、生物以及慢性炎症等刺激因素长期不停地作用下，细胞形态和分子组成发生有变成癌趋向的病理变化，再经过一段时间后，这种病变的一部分或少部分可能发展演变成癌。但是，癌前病变患者在去除物理、化学、生物以及慢性炎症等刺激因素，或给予化学干预（治疗），癌前病变可以被逆转为正常。"癌前病变"发展成侵袭性癌的过程一般需要 10 年左右的时间。如在林县我们发现食管上皮重度增生的人，经增生平治疗可以逆转为正常，成功阻断了重度增生上皮演变成癌。因此，预防及治疗癌前病变，对预防肿瘤有着积极意义。

癌前病变和器官组织的炎症与不典型增生密切相关，炎症往往伴随细胞重度增生（不典型增生，原位癌），我们已知的一些病变如：食管上皮重度增生、胃的瘢痕性溃疡、萎缩性胃炎、胃息肉、慢性支气管炎、肝细胞不典型增生、宫颈糜烂或息肉、乳房囊性腺病、乳腺导管内乳头状瘤、溃疡性结肠炎、结肠腺瘤及结肠息肉、膀胱黏膜上皮增生及化生、鼻咽部柱状上皮及不典型化生等都可视为癌前病变，上述的癌前病变的长期存在与发展就可能转变为癌症。因此，个人应积极治疗器官组织的炎症和严重增生性疾病是预防癌症的重要措施。

在生活中，我们究竟应该怎样做才能实现肿瘤的"早期发现，早期治疗"呢？首先，进行自查，要早期发现癌瘤，除医生的检查外，自我检查也是非常重要的。如乳腺癌等往往是自查发现肿块的，所以要经常进行自我检查。除自查外，要重视每年正规体检，体检也是"早期发现"癌瘤的重要途径。癌瘤"早期治疗"是非常重要的，它直接影响患者的生存；有研究表明：

肿瘤大小与手术后生存率密切相关，肿瘤直径越小相对生存率就越高，肿瘤直径越大相对生存率就越小。一旦发现肿瘤应及早到医院进行规范化治疗。但治疗肿瘤也不是什么治疗手段都用上才好，要防止"过度治疗"。

普及癌症知识是预防癌症的重要手段。在癌症防治工作中，要有更多的有关癌症方面的科学普及读物问世，以利于群众增强"自我科学抗癌"意识，来改变癌症不可预防和无法治疗的观点，并积极行动起来，做到"三早"，控制和预防癌症。

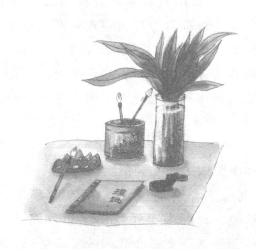

五十年来我国肿瘤防治工作的发展和体会

孙燕，著名肿瘤内科学专家，主任医师，中国工程院院士，中国医学科学院中国协和医科大学名医

回顾半个多世纪我国临床肿瘤学的发展，真有些沧桑之感。新中国成立初期，由于当时卫生的状况，肿瘤学不被重视。直到建国10年以后我国才开始重视肿瘤问题，并启动了比较全面的规划、建设和研究。我有幸在1959年调入肿瘤医院（当时称日坛医院），正好参加我国几位临床肿瘤学元老，吴桓兴教授（时任中国医学科学院肿瘤医院院长）、金显宅教授（时任中国医学科学院肿瘤医院顾问）和李冰教授（时任中国医学科学院肿瘤医院党委书记兼副院长）的领导下对我国临床肿瘤学的发展进行的讨论，并制定了以综合治疗为模式的发展方向。随之，就临床肿瘤学发展达成4项共识，即预防为主、中西医结合、基础研究与临床研究结合、综合治疗。虽然在今天，综合应用现有手段诊断、防治肿瘤已经深入人心，为国内外学术界所接受，但是这在当时的条件下就能准确把握总攻方向还是难能可贵和具有远见的。

在十年浩劫中肿瘤工作受到极大破坏。人员被下放，甚至连苦苦积累的病理标本都被埋掉。但在1972年周恩来总理冲破"四人帮"的阻挠，对肿瘤工作做出了重要指示：肿瘤是多发病、常见病；应当深入调查摸清我国的发病情况，并采取预防措施；结合我国具体情况和实践经验编写我国自己的参考书；大力开展高发区研究等等，明确了我国肿瘤学前进的方向，也成为我们开展工作的重要指导原则。

改革开放以后，我国临床肿瘤学事业得到了飞速的发展，各省市都建立了肿瘤医院，很多综合医院也成立了肿瘤科，研究工作也得到发展。

肿瘤内科治疗也已经有了很多进展，相当多的常见肿瘤，如滋养细胞肿瘤、急性白血病、睾丸肿瘤等，已经可以通过内科治疗达到根治；另一些常见肿瘤，如乳腺癌、肺癌、大肠癌、胃癌和骨肉瘤等，内科治疗也都占有相当重要的地位。此外，我们在肿瘤治疗理念方面已经有了很大进步，例如多种方法和途径的综合治疗、加强预防术后播散，特别是远处转移的内科辅助治疗研究、重视生存率和生活质量的提高等。

近10年来，不断有新的针对肿瘤受体、调控和生长关键基因的靶向药物问世，从分子、受体、信号传导等方面的研究把病因、预防和治疗很好地连贯起来。分子靶向治疗虽然在现阶段还不能完全替代传统的手术和放化疗，但其重大意义在于可以使治疗更具靶向性，更好地实现治疗个体化。而根据肿瘤的分子靶点决定治疗方案的策略与我国传统医学理论中的"辨证论治"和"同病异治、异病同治"不谋而合。靶点的诊断必然会成为未来肿瘤诊断以及个体化治疗方案制订的必要步骤。对患者的靶点监测也应该受到重视。

我们已经开始思考什么是我国临床肿瘤学的特点，其中包括：中西医结合，辨证论治——提高预见性；同病异治、异病同治——实现有的放矢；循证医学、规范化、个体化；扶正祛邪——重视宿主情况、基础疾病、免疫和骨髓功能重建等；治未病——重视预防、重视防止复发；以人为本——重视生活质量和远期结果等等。

最近，美国著名临床肿瘤学家 DeVita 在一篇题为"癌症研究200年"的文章中系统复习了有关肿瘤诊疗的进展情况。可以看出近百余年来人们对肿瘤的认识已经有了长足的进展和提高。在20世纪70年代由于综合治疗，儿童期白血病和霍奇金病的疾病特异性死亡率开始显著下降。在引入常见癌症（例如乳腺癌和结肠癌）的更好早期诊断和预防措施以及有效辅助治疗之后不久，总死亡率开始下降。所有癌症的5年相对生存率在通过《国家癌症法案》之前的20世纪60年代末为38%，而现在为68%。在美国，癌症总死亡率从1990年开始下降，自此以后总体已下降24%。对2015年的直线推测提示，癌症死亡率的总绝对下降将约为38个百分点。所以，我们对制服肿瘤的前景应当是乐观的，但这无疑需要几代人艰辛的努力。

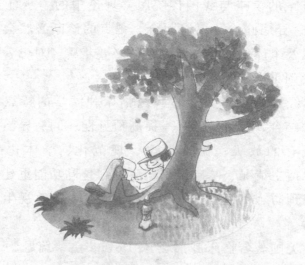

少吃多动　预防肿瘤

程书钧，著名实验肿瘤、肿瘤化学和遗传毒理学专家，研究员，中国工程院院士

科学研究表明，终身维持健康的体重是预防肿瘤最有效的措施之一。超标体重和过于肥胖，会促进某些肿瘤发生，包括食管癌、胰腺癌、结直肠癌、肾癌、子宫内膜癌和绝经后的乳腺癌。肥胖是这些肿瘤发生的非常重要的促进因素。肥胖和体重超标还会增加许多慢性病（如高血压、脑卒中、冠心病和2型糖尿病）发生的机率。肥胖会影响许多激素和生长因子的水平，肥胖人群胰岛素样生长因子1、胰岛素和瘦素水平均升高，性激素在肥胖相关肿瘤中也起重要作用，因为脂肪组织是性激素合成的重要场所，性激素水平过高可使子宫内膜癌和绝经后的乳腺癌发病率增高。肥胖者常伴有轻度炎症状态，脂肪细胞会产生一些促炎性因子，而慢性炎症会促进肿瘤发生。因此避免肥胖在肿瘤预防中占有重要地位。

如何避免肥胖？关键在少吃多动。美国有个诺贝尔生理和医学奖获得者Brenner讲过一段有趣的事，他说，人在古代的时候，因为生活环境很艰苦，吃的东西很不够，主要靠打猎为生，所以他老是到处要找吃的。多少年、多少代传下来的人就是那些有很强吃的欲望的人，他们下丘脑逐渐形成老想吃的兴奋灶，这就是我们现代人为什么老想吃的原因。可是到了今天，诸位吃东西用不着像古代那样去找了，古代是找到什么就吃什么，现在你家里伸手就拿得到东西吃，可是我们大脑的兴奋灶还在那里，还叫我们吃、吃、吃，其实你肚子一点都不饿，只是为了满足这个兴奋

灶，你就老要吃，没有事的时候要吃，看电视也要吃，造成你营养过剩。储存过多的营养的最佳方式就是把它转化成脂肪（而不是蛋白质和碳水化合物），这种储存的能量可以很好去应对饥饿，这在古代艰苦的条件下是十分必要的，因此，过度营养转成脂肪而导致肥胖也是进化选择的结果。

导致超重的原因除吃的过多外，另一个原因就是体力活动太少。因此，合理必要的体力活动是极其重要的。研究表明，合理的体育活动，对预防和降低结直肠癌、乳腺癌、子宫内膜癌、胰腺癌、肾癌等都有良好作用。少吃多动，保持健康的体重和避免肥胖能预防和降低包括肿瘤在内许多慢性代谢疾病的发生，这是有深刻的科学道理的，是迄今为止科学上证明了的最有效的办法。人们生来就有点爱吃不爱动，我们懂得上述的科学道理后，就需反其道而行之。为了你的健康，预防肿瘤，少吃多动。

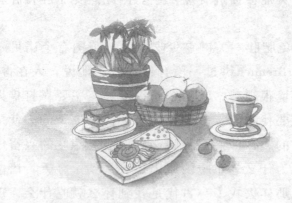

对癌症治疗的一点看法

殷蔚伯，著名肿瘤放射学专家，主任医师，中国医学科学院肿瘤医院放射科首席专家

一、癌症不再是不治之症

20世纪初肿瘤患者的5年生存率只有5%，身患恶性肿瘤几乎就等于死亡，因此人们谈癌色变。为此，人类开始致力于攻克肿瘤的研究，由于诊断及治疗技术的改进与发展，癌症患者的5年生存率在不断地提高，20世纪30年代为15%，60年代为30%。近半个世纪以来，随着CT、MRI、PET-CT等各种诊断设备与技术的应用与提高，促进了对肿瘤的早诊、早治；同时在治疗方面，无论是手术、放射治疗还是药物治疗都有了飞速的发展，至20世纪90年代肿瘤患者的5年生存率提高到45%。2012年美国癌症协会发表统计报告显示：1975～1995年间在美国确诊的癌症患者治疗后5年生存率为49%，而到2001～2007年提高至67%。由于绝大多数肿瘤复发与转移发生在癌症诊治后的5年以内，因此医学上用5年生存率来表示癌症的治疗效果。对肿瘤患者来讲，生存超过5年以后再次出现复发或转移的机率就已经很低了，因此，5年生存率常常也代表着治愈率。现在我国诊治癌症的水平与国外大体相当。我们有理由相信癌症的治疗结果将来会更好。所以说癌症不再是不治之症。

不同部位的癌症治愈率有所差别，一般来说，表浅的癌症较深部脏器的癌症治愈率高，如女性乳腺癌、子宫颈癌、男性前列腺癌等治愈率高，而肺癌、胰腺癌等的治愈率相对较低。同一种癌症的早期与晚期的治愈率也不一样。早期乳腺癌、子宫颈癌、

男性前列腺癌等患者的5年生存率可达90%以上，显著高于晚期患者；即使是**预后**差的如肺癌、食管癌也同样是早期患者的生存率显著高于晚期。所以我们倡导早期发现、早期诊断、早期治疗。当有异常发现时应尽早去医院检查。现在不少医院开展了防癌普查服务，可定期去检查。

二、癌症不是急诊

著名的肿瘤学家吴桓兴教授不断的告诫我们癌症不是急诊，他的意思是不要一诊断癌症就仓促治疗，而是强调在治疗前应进行必要的检查，制订周密的治疗方案。因为癌症的首程治疗至关重要。首程治疗不当，往往很难补救。他形象地比喻为就像剪裁衣服一样，裁的不好，很难补救。当然，患者被诊断出癌症后必然很着急，但要沉着，进行必要的检查，有时需要多学科的会诊后再进行治疗。精心地战前准备是取得胜利的重要保障。

三、现代的肿瘤放射技术

放射治疗学发展虽然已有100余年的历史，但较医学发展史而言，其历史短，不为人们所熟知。作为一名放射治疗科的医生，我愿意介绍一下现代的放射治疗学。放射治疗主要用于治疗恶性肿瘤，是治疗恶性肿瘤的三大主要手段之一（即手术、放射治疗及药物治疗）。早期放射治疗是通过放射性同位素^{60}钴产生γ射线或由直线加速器产生高能X射线和电子线来完成，也叫二维放射治疗技术，照射范围只能产生不同大小的长方形和（或）正方形**照射野**。但肿瘤生长的范围并不规则，放射治疗在杀灭肿瘤的同时，大量的正常组织也受到损害，导致了相应的放疗并发症。同时，为了避免对正常组织及器官产生不能接受的并发症，有时不得不减少照射剂量，致使肿瘤局部控制率下降或照射治疗后肿瘤复发率增加。

由于影像技术及电子计算机的发展，放射治疗从二维走到三维及四维治疗技术，即三维适形放射治疗、调强放射治疗、影像引导下放射治疗及自适应放射治疗等。换句话说，更准确、更精确的照射，能更好地照射肿瘤、同时更少地照射周围正常组织，其结果是提高肿瘤的治愈率，降低对正常组织的副反应。这些新技术的优势在一些肿瘤的治疗方面表现突出，如头颈部癌、前列腺癌等等。同时，这些新技术带来的是要在治疗前作更多细致的工作，如先行 CT（或 PET-CT）定位，在 CT 图像的每一层面上勾画肿瘤及一些正常器官，要用计算机软件即治疗计划系统计算出最合适的方案，因而放射治疗准备的时间相对较常规放射治疗长。近年来，发展的立体定向放射治疗，对一些小的肿瘤能治愈而无显著的副反应，如早期非小细胞肺癌等。但应该指出的是，如同所有的治疗方法一样，放射治疗也有其局限性，它也不能治疗所有癌症，需要结合每种癌症的特点，联合手术、药物治疗等方法综合治疗进一步提高疗效。

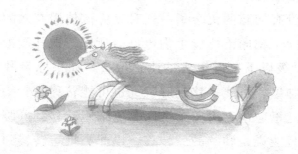

面对癌症作战的现代策略

储大同，著名肿瘤内科学专家，主任医师，中国医学科学院肿瘤医院内科首席专家

一、癌症的发生发展规律

在我们每个人的身体里，实际上都存在着不同的突变细胞。一旦身体的免疫监视功能不能发现、攻击这些突变细胞的时候，它就会由一个变两个，两个变四个，四个变八个，呈指数级增长，在很短的时间内就能变成肿瘤。直径 1.5 厘米的一个球形结节就已含有 35 亿癌细胞（3.5×10^9）了。这时候就可以被螺旋 CT、核磁共振扫描、PET/CT 等先进的仪器发现了。大家想想 35 亿癌细胞是个很大的数量！一些患者来就诊时已是癌症晚期，肿瘤细胞的计数远远超过这个数量，甚至能按斤计，肿瘤细胞数长到 12 次方，人就牺牲了。我们平常治疗肿瘤怎么治？早期可以切除，争取治愈。但当肿瘤细胞数量到 11 次方时已经转移得到处都是，没有切除的机会了。这时就应该使用有效的全身治疗手段，如化疗、靶向治疗、生物免疫治疗等，把肿瘤细胞的数量杀到 10^9 数量级以下，再想法不让它抬头。如果原发肿瘤在肺，我们称之为肺癌，可能转移到肝脏，也可能转移到骨头、转移到脑部。但是这里应该走出一个误区，癌细胞转移到肝脏的时候不能叫肝癌，只能说是肺癌的肝转移，以此类推。转移到全身各处以后，癌细胞总数量达到 11、12 次方时那是非常晚期的，因此，我们特别强调，肿瘤要早期发现，早期治疗。

二、不要谈化疗就色变，你有机会重振免疫力

一旦到了晚期，是否就完全不能治愈，就只能放弃了？当然

不是！其实，得了肿瘤，打仗的战略设计非常重要！怎么掌握好治疗手段-肿瘤组织-机体免疫力的三点平衡是一个极其重要的方面。很多人一听化疗都谈虎色变，觉得不能做。实际上我们要分析，肿瘤能够抑制机体免疫功能，肿瘤发展得越严重越抑制免疫功能！反过来，免疫功能提高了也能抑制肿瘤。比如放疗和化疗，既能够攻击肿瘤，对自己的免疫功能也是打击。所以治疗中机体的免疫功能跟治疗手段、肿瘤之间是三点平衡的关系。你不能光看放、化疗对身体的伤害。肿瘤被消灭以后，肿瘤对免疫功能的抑制就自然而然解除了。而放、化疗结束后它们对免疫功能的伤害也立即解除。所以我们任何一位患者在治疗时一定要把三点平衡的关系分析好。手术作为重要的治疗手段把肿瘤的大本营切掉，肿瘤细胞的数量急剧下降，对免疫功能的抑制一下子就被解除了。这时候再用放疗、化疗，进一步消灭残存肿瘤，虽然对免疫功能可能造成一定程度的暂时性抑制，但把肿瘤消灭以后，使肿瘤细胞的数量更进一步减少，这样肿瘤对免疫力的抑制更进一步得到解放。细细掂量如果用各种手段把转移灶中癌细胞总数减少到 3.5×10^9 以下，身体是完全有机会恢复免疫功能的！

三、利用高科技时代优势与肿瘤长期和平共处

对癌症作战的现代战争是建立在常规武器和信息网络系统高度协同配合的战略设计之上的。即科学合理地将手术、化疗、放疗与生物靶向治疗、免疫治疗、中医药治疗等有机地结合，达到全歼肿瘤并长期压住肿瘤的发生细胞（干细胞），使其永不抬头。之所以很多人的晚期肿瘤被治愈，就是因为将肿瘤细胞数量消灭到35亿左右后，再通过各种手段压住肿瘤干细胞并将免疫功能恢复到患肿瘤之前的状态。这时候残留肿瘤细胞的数量和机体免疫功能实际上已经达成了一个新的平衡状态。而这种平衡状态，在分子靶向治疗的时代，你如果有能力、有信心去努力，在医生的帮助下是完全可以争取实现的。也就是说，到那时你的机体与肿瘤已经成了长期和平共

处的双方，而这种状态经过努力完全可能持续一辈子。

分子靶向治疗是近年来的新生事物。由于科学家们发现了很多癌基因能驱动肿瘤的生长，因此就把它们叫做驱动基因。可喜的是也有很多新药能针对这些基因起到抑制作用，有效率都能在50%～70%，控制率都能达到80%～95%，均远远超过化疗。目前临床常用的分子靶向药物也已经有十几种。即使没有驱动基因存在的肿瘤，用一些影响微环境的靶向药物把它们的信号传导通路阻断，也能配合化、放疗作战而大大提高它们的疗效。

国际上有资料显示有些老人去世时不是因为肿瘤死亡，而是因为糖尿病、心血管疾病等原因。但在做尸检时却发现这些老人中很多人患有乳腺癌、前列腺癌等恶性肿瘤，但他们并不是死于癌症，而是死于其他疾病，这些人体内的癌细胞恰恰处于35亿左右的数量。这说明什么问题呢？说明他们生前有能力长期与这些癌症抗衡，达到一辈子和平共处的目的。在当代高科技发展的分子靶向治疗时代，就更具有做到这点的物质基础了。展望未来，让谈癌色变即将变成历史吧。

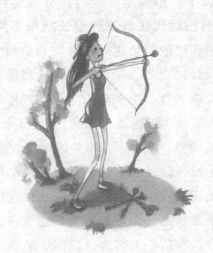

防治肿瘤，从改变自己做起

唐平章，著名头颈肿瘤外科专家，主任医师，中国医学科学院肿瘤医院前院长

说起肿瘤，大家心里不免咯噔一下，说是"谈癌色变"恐怕也不为过吧。虽然目前对肿瘤的诊治水平已经有很大提高，总体上一半以上的恶性肿瘤患者能够被治愈，但离彻底攻克它还有很长的路要走。下面结合我个人30余年的临床经验，就肿瘤预防、诊治谈一些自己的看法。

肿瘤有恶性和良性之分，良性肿瘤一般不会对生命造成太大损害，恶性肿瘤也就是我们通常说的癌症。癌症是人体生长到一定时机体细胞发生转化引起的肿瘤，生长不受限制而且容易出现转移，即使治疗后也可能复发。癌症病因复杂，其发生有些协同因素，它们或单独引起或加速癌症的发生。这些因素包括烟酒刺激、电离辐射、不当的生活方式和饮食习惯等。预防癌症的第一步就是减少这些因素的刺激。如吸烟可引起口腔癌、喉癌、肺癌等多个脏器肿瘤，过量饮酒可引起口腔癌、下咽癌、食管癌等，而长期食用腌制食品和食管癌的发生关系密切。特别是大量烟酒刺激，临床上可见有的患者每天喝半斤到一斤酒，吸1~2包烟。下咽和食管黏膜在长期刺激下发生病变导致癌症的多点发生。电离辐射虽然普遍存在于我们生活当中，如医院的 X 线检查、CT、核素扫描、家庭装修中的不合格石材等，我们也基本上不会想到过多接触会对自身造成什么影响，但甲状腺癌、白血病的发生与它的确有明显关系，尤其是对胎儿、儿童影响最大。1986 年，前苏联切尔诺贝利核事故就是个例证，事故发生后的二十年间，

该地区周边儿童的甲状腺癌发生率升高了几十倍。还有不良的饮食习惯，如吃饭太快、经常吃烫得食物、偏食、不爱吃水果等，均会对上消化道黏膜产生不良影响。预防癌症，还要保持健康向上的生活态度，经常锻炼身体，培养乐观的心态。积极乐观的情绪可以调节因压力而分泌的皮质醇和肾上腺素等激素的水平，增强机体免疫力。而有积极乐观心态的人身心更健康，死于心血管疾病的机率更低，肺部功能也更健全。预防癌症，应当定期体检，做到早诊、早治。有些癌症也有一定遗传性和家族性，癌症患者的子女较普通人得癌的机率更大，因此应当定期筛查，发现后尽早处理，治疗效果也会比较理想。

如果已诊断明确是癌症，应当如何应对呢，有四点建议提供给大家：

首先，建议初次就诊患者应当在有肿瘤治疗经验的正规医院就诊，切莫病急乱投医。对肿瘤的初次治疗十分关键，但由于国内医疗条件地区差异较大，不规范治疗屡见不鲜，患者可能因此而遭受多次治疗的苦痛，疗效一次比一次差。此外，误信游医、偏方、小广告，这些常常含有"包治""不用手术、放化疗""即刻缓解痛苦""祖传秘方"等诱人宣传，经常散布于医院周围，不仅给上当者造成经济巨大损失，更重要的是贻误最佳治疗时机，早期变晚期，能治疗的变成不治之症。目前治疗肿瘤的主要方法包括手术、放疗、化疗、分子靶向治疗等，主要根据患者的个体状况，肿瘤的部位、类型、分期采用不同的治疗方法。如早期喉癌可采用单纯手术、单纯放疗或激光治疗的方法，而晚期喉癌应用手术和放疗相结合的综合治疗；绝大部分甲状腺癌可单纯手术治疗，无需放、化疗，如病变侵犯广泛时可在甲状腺全切除后行^{131}I核素治疗。不同肿瘤均有一定的诊治规范，我院的综合查房制度更加保证这些患者得到个体化、科学、合理和有效的治疗方案。综合查房制度是我院针对复杂、疑难或需要多学科共同讨论的病例，召集包括外科、放疗科、肿瘤内科、诊断科、病理科医师一起研讨确定治疗方案的查房制度，特别是针对像下咽癌、乳腺癌、肺癌等这些需要多学科综合治疗的病种，在查房过程中确定患者的肿瘤范围、手术切除范围、功能重建方法、放化疗时机等等，使得患者在开始治疗前就确定了完整的治疗方案。

其次，肿瘤患者治疗时应做好家庭内部计划，安排好人员和经济保障。治疗肿瘤时间短则一两周，长则数年，通常为 1~2 个月。治疗时应安排好家人进行照顾和护理，家人的陪伴和呵护也是对身心遭受癌症折磨患者的一种安慰。虽然说现在来看病不至于砸锅卖铁、出卖房子家当，全民医保也覆盖了中国 90% 以上的人口，但治疗肿瘤的费用在几千至数百万不等，诊断措施有廉、有贵，一些化疗药物每个疗程都在几万以上，对一个普通家庭也是一笔不小的花销，因癌致贫常有发生，所以应当根据患者家庭经济状况量力而行，不要影响家庭其他成员的基本生活保障，医生们也会根据患者家庭的实际情况制订相对合理的诊治方案。

再次，肿瘤患者治疗后应坚持定期复查，因为肿瘤治疗失败 50% 以上是因为复发引起，而复发多在治疗后的 5 年之内，部分复发患者还可通过治疗达到根治效果，因此建议治疗后 1~2 年内每 3 个月复查 1 次，2~5 年内每半年复查 1 次，5 年以上的患者每年复查一次，坚持严格的复查制度是提高治疗效果的另一保证。

最后，对于某些特定肿瘤，肿瘤患者应习惯和学会与瘤共存，调整心态，提高生活质量。临床表现最突出的是结节性甲状腺肿（良性），目前甲状腺肿瘤的发病率全世界都在升高，特别是结节性甲状腺肿，由于其生长缓慢，可以几年甚至几十年缓慢生长，对患者的生活及工作影响不大，而手术治疗又不易彻底切除，还存在复发可能，因此临床目前均建议观察，不必要手术。

患者应该调整心态，做到和肿瘤"和平共处"。另外，还有一些特殊类型的肿瘤，如腺样囊性癌，容易出现远处转移，也是生长缓慢，对放、化疗并不敏感，临床上尚没有行之有效的治疗措施，但肿瘤的发展非常缓慢，这段时间非常长，因此患者应当学会坦然面对，提高这段生活质量，千万不要自己吓唬自己。

总之，肿瘤的防治都要必须从改变自己做起，谚语说"自助者，天助之"也就是这个意思，不仅要保持乐观向上的心态，健康良好的生活方式，尽量节制烟酒等不良刺激，更要在患病后保持清醒的头脑，做好长期抗癌的准备，在正规的医院制订科学合理的治疗方案，并定期**随访**。相信这些措施一定能达到目前最好的治疗效果！

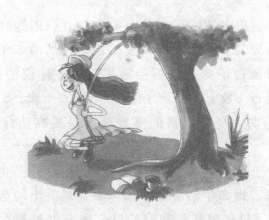

勇气创造奇迹　科学铸造明天

赵平，著名腹部肿瘤外科专家，主任医师，全国政协委员，中国医学科学院肿瘤医院前院长

刘晓林先生是一位优秀的教师，他培养的学生可谓桃李满天下。然而，这位受人爱戴的人却突遭横祸，使他陷入苦难之中。去年过生日，一杯酒下肚，刘晓林先生感到胃部灼痛。他的一个学生安排他去一家医院做检查，这位学生是这家医院的院长，为老师跑前跑后。做胃镜时发现老师的胃窦部有溃疡，**活检病理**证实是腺癌。尽管她没有告诉老师真相，刘晓林先生还是从那张苦笑的脸上发现了破绽。刘晓林先生偷偷从病例中看到那些可怕的字眼，犹如晴天霹雳，晕倒在医院。他不能相信自己得了癌症，他一生没有做过坏事，也没有休过一天病假，怎么会"突然得了癌症？"一定是医院搞错了。他又去了几家医院，医生们都说第一医院的诊断是准确的。刘老师顿时觉得世界马上陷入黑暗与恐怖之中。尽管家人苦苦相求、相劝，朋友送来的补品堆满房间，刘晓林先生还是惶惶不可终日，茶饭难进。他有时觉得如果不吃饭也许会饿死肿瘤，他整天抱着肿瘤书籍苦苦探寻，祈望找到治疗癌症的绝招。然而，他却始终没有听从医生的劝导去做手术治疗。表姐告诉他，"癌症一做手术就会扩散全身。你姐夫要是不做手术也不会死的那么快！"肿瘤医院门口有不少"热情的人"推荐治疗癌症的祖传秘方，他们许诺包管治好刘老师的病，还向他出示已经治愈癌症患者的心得体会。刘老师彻底迷茫了，在困惑中花掉几万块钱也没有觉得见效。有个得甲状腺癌的同学已经活了5年，在他的劝导下，刘晓林去青海的一个寺庙求助保

佑，据说不少癌症患者喝了那里的"圣水"后癌症消失了。折腾了几个月，有一天刘晓林发现大便呈柏油状，同时他感到心慌、气短，家人看他面色苍白，出冷汗，把他送进医院，送进手术室。手术中发现胃癌已经扩散，并转移到肝脏。最佳的治疗时机不幸被错过了。

导医的忠告：癌症的发病率受社会发展的影响在继续上升，尤其是人口老龄化和工业化进程导致癌症的新发人数与年俱增。当我们不幸患了癌症，重要的是不能被吓倒。癌症是可以治愈的，世界卫生组织提出40%的癌症通过早诊、早治可以治愈，可以长时间生存。因此，癌症不等同于死亡。刘老师如果得知患高血压、糖尿病，他不会面临天崩地裂的恐惧，更不会丧失理智乱投医。然而，值得注意的是现在癌症已经正式被列入慢性非传染性疾病的系列，说明许多人认为得了不治之症，被死亡的阴魂吓破了胆。美国发现在尸检时许多人患有癌症，生前没有症状或没有被诊断，说明即使身体内有肿瘤，与瘤共存也不是天方夜谭。癌症是恶魔，但是与其吓死，不如抗争求活。最近20年，恶性肿瘤的诊治有跨越式进步，放射治疗设备的进步使恶性肿瘤的放射更加精确和有效；放射治疗的治愈率不断提高。肿瘤内科治疗也努力规避化疗对于全身的副作用；靶向治疗的效果不断创造出惊人的奇迹。外科手术仍是肿瘤治疗的首选方案，外科对器官的人文保护使许多患者减少残疾和心理伤害。多学科的综合治疗使治疗的方案更加合理、更加有效。作为肿瘤专科医生，我们可以说许多肿瘤已经能够治愈。虽然，对于刚刚发现肿瘤的患者，医生常常按家属的意愿用善意的"谎言"掩饰病情真相；但是并不等于医生失去治愈的信心；我们的经验不仅已经可以让许多患者得到长期的生存，而且我们已经注意到关注肿瘤患者的生活质量。保留乳房的乳腺癌手术、保留肛门的直肠癌手术都已经在临床广泛应用。微创治疗也大大减少患者的创伤而达到治疗的效果。北京的抗癌乐园有上万名会员都是癌症患者，他们不仅一起抗争癌症，而且他们还组织文艺活动、体育锻炼改善身体机能，调节心理状态，使越来越多的肿瘤患者赢得生存，也享受了生存的质量。抗癌是一场没有硝烟的战争，争取活下去，能够赢取第二次生命的人就是英雄。勇气创造奇迹，科学铸造明天。

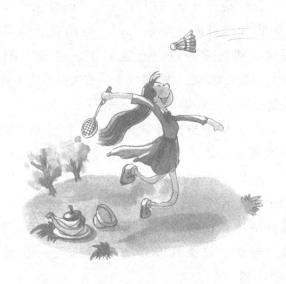

十二、名词解释

1. **备皮**：手术前将手术部位按要求剃除体毛及清洁局部皮肤，以减少术后感染的机会。

2. **冷冻检查**：又称冷冻切片检查，即手术中将切下的组织经低温快速冷冻后行快速病理检查，是绝大多数疾病在手术中明确诊断的方法，大约 30 分钟即可出结果。

3. **肠道准备**：检查或治疗前需要做肠道的清洁准备工作。

4. **肠屏障功能**：是指肠道上皮具有分隔肠腔内物质，防止致病性物质侵入的功能。正常情况下肠道具有屏障作用，可有效地阻挡肠道内寄生菌及其毒素向肠腔外组织、器官移位，防止机体受内源性微生物及其毒素的侵害。肠道除消化吸收功能外，其功能完整的黏膜屏障可防止细菌入侵，也防止吸收毒素。

5. **常用抗心律失常药物**：有奎尼丁、普鲁卡因胺、普罗帕酮（心律平）、维拉帕米（异搏定）、普尼拉明（心可定）、阿替洛尔（氨酰心安）、氧烯洛尔（心得平）等。

6. **触诊**：医生用手指或触觉为患者进行体格检查的方法。

7. **电解质紊乱**：是指血液中的离子，如钾、钠、碳酸氢盐、钙、镁、磷、氯出现异常升高、降低或比例失衡。出现电解质紊乱后患者会出现一系列不适症状。

8. **放射性浓聚**：指病变部位摄取放射性药物高于正常组织。

9. **非实体肿瘤**：经影像学检查及触诊无法看到或扪及到的肿瘤，如白血病等。

10. **分子影像学**：是近年来出现的交叉学科，它将分子生物学和影像医学有机结合，在分子及细胞水平研究疾病的发生、发展、转归。

11. **芬太尼族**：包括芬太尼、阿芬太尼、苏芬太尼和瑞芬太尼等药物。

12. **辐射损伤**：指由电离辐射所致的急性、迟发性或慢性的机体组织损害。

13. **富含维生素 B_{12} 的食物**：包括肉类食物，但植物性食品中基本不含维生素 B_{12}。

14. **富含维生素 B_1 的食物**：有豆类、坚果类、芹菜、瘦肉、动物内脏、小米、大白菜、发酵食品等。

15. **富含维生素 B_2 的食物**：有动物内脏、猪肉、小麦粉、大米、黄瓜、鳝鱼、鸡蛋、牛奶、豆类、油菜、菠菜、青蒜等。

16. **富含维生素 B_6 的食物**：有鸡肉、鱼肉、牛肉、燕麦、小麦麸、麦芽、豌豆、大豆、花生、胡桃等。

17. **富含维生素 C 的食物**：主要是新鲜的蔬菜和水果，如西红柿、青菜、韭菜、菠菜、柿子椒、柑桔、橙子、柚子、红果、葡萄等。

18. **富含维生素 E 的食物**：有各种油料种子及植物油，如麦胚油、玉米油、花生油、芝麻油、豆类、粗粮等。

19. **富含维生素 K 的食物**：有牛肝、鱼肝油、蛋黄、乳酪、海藻、菠菜、甘蓝菜、莴苣、香菜、藕等。

20. **干性脱皮**：是指皮肤的轻度放疗反应，表现为受到照射部位的皮肤出现鳞屑样的表皮脱落，脱落处皮肤干燥，没有渗出。

21. **高蛋白、易消化和易吸收的食物**：主要包括巧克力、酸奶、蛋白粉、豆腐、鱼肉等食物。

22. **高危因素**：是指患某种疾病危险性高的因素，该因素与疾病的发生有一定的因果关系，当消除该因素时，疾病的发生机率也随之下降。

23. **根治性放射治疗**：能达到治愈肿瘤的目的，患者接受放射治疗后有希望获得长期生存的结果。

24．**功能影像学**：可以评估脏器某些功能的影像学检查手段，如 PET-CT 等。

25．**骨髓抑制**：是指骨髓中的血细胞前体的活性下降，导致外周血细胞数量减少，是化疗药物的常见毒副反应。实验室检查表现为白细胞减少、血红蛋白降低、血小板减少。

26．**过敏反应**：是指已免疫的机体在再次接受相同物质的刺激时所发生的反应。反应的特点是发作迅速、反应强烈、消退较快。表现为胸闷、心悸、呼吸困难、瘙痒、皮疹等。

27．**含钾食物**：含钾丰富的水果有草莓、柑橘、葡萄、柚子、西瓜、香蕉、番茄、硬柿、龙眼、香瓜、枣子、橙子、芒果等。含钾比较丰富的蔬菜有菠菜、山药、毛豆、苋菜、大葱等。

28．**含维生素 A 的食物**：有动物肝脏、奶、胡萝卜、西红柿、柿子、鸡蛋等。

29．**含纤维素食物**：蔬菜类食物富含纤维素，如笋、辣椒、蕨菜、菜花、菠菜、南瓜、白菜、油菜等。

30．**含锌食物**：食物中含锌较多的有牡蛎、肝脏、血、瘦肉、蛋、粗粮、核桃、花生、西瓜子等。

31．**荷瘤小鼠**：就是被移植了肿瘤的小鼠，即肿瘤小鼠模型。

32．**缓释制剂**：指口服后能够按照要求缓慢地非恒速释放药物，与相应的普通制剂比较，给药频率至少减少一半或有所减少，且能显著增加患者的顺应性或疗效的制剂。

33．**活检**：活体组织检查简称"活检"，是指应诊断、治疗的需要，从患者体内切取、钳取或穿刺等取出病变组织，进行病理学检查的技术。

34．**基础代谢**：指人在安静状态下的代谢状态。

35．**假阳性**：指由于多种原因造成将阴性结果误判为阳性，而假阴性则是指将真正的阳性结果误判为阴性。临床上应用的任何技术都很难做到100%正确，故偶尔会有假阳性或假阴性的结果。

36. 假阴性：某项检查的结果实际上应该是阳性的，但由于操作、仪器、个人身体特性等原因导致结果呈阴性。

37. 禁忌证：指不适宜于采用某种诊断或治疗措施的疾病或状况。

38. 巨噬细胞集落刺激因子：是一种促进人体造血细胞增殖和分化的细胞因子，具有刺激粒细胞、单核巨噬细胞成熟，促进成熟细胞向外周血释放，并能促进巨噬细胞及嗜酸性细胞的多种功能。临床主要用于预防和治疗肿瘤放疗或化疗后引起的白细胞减少症、预防白细胞减少可能潜在的感染并发症，以及促进因感染引起的中性粒细胞减少的加快恢复。

39. 开放性手术：即传统的开刀手术，用刀从身体表面逐层切开，显露要手术的部位，通常伤口较大，创伤也较大，瘢痕大。开放性手术是相对于腔镜手术来讲，腔镜手术伤口相对要小很多，愈合也较快，损伤小。

40. 抗血小板聚集：是指有抗血栓形成的作用。

41. 空腔脏器：是指管腔状的器官，脏器内部含有大量空间，如胃、肠、膀胱、胆囊等。

42. 控释制剂：是通过定时、定量、匀速地向外释放药物的一种剂型，它能使药物在血液中的浓度恒定，没有波动现象，从而更好地发挥疗效。

43. 淋巴结清扫术：指切除某种恶性肿瘤易于发生转移或已经发生转移的某部位淋巴组织及周围的脂肪、神经、血管等组织的手术。

44. 弥散性血管内凝血（DIC）：是指在某些致病因子作用下凝血因子和血小板被激活，大量可溶性促凝物质入血，从而引起一个以凝血功能失常为主要特征的病理过程（或病理综合征）。在微循环中形成大量微血栓，同时大量消耗凝血因子和血小板，继发性纤维蛋白溶解（纤溶）过程加强，导致出血、休克、器官功能障碍和贫血等临床表现的出现。

45．**免疫组化**：是应用免疫学基本原理——抗原抗体反应，即抗原与抗体特异性结合的原理，通过化学反应使标记抗体的显色剂（荧光素、酶、金属离子、同位素）显色来确定组织细胞内抗原（多肽和蛋白质），对其进行定位、定性及定量的研究，称为免疫组织化学技术。

46．**凝血功能**：人的血液有自动凝固的功能，如正常情况下人受到外伤导致出血时，血液会自动凝固而止血。而某些血液病患者，血液中的促进血液凝固的因子发生异常，可出现出血不能自止的情况。

47．**腔镜检查**：利用人体天然形成的通道或通过微小切口将特殊的腔镜器械导入人体内进行的检查，如膀胱镜检查、宫腔镜检查、腹腔镜检查等。

48．**弱阿片类药物**：抗镇痛作用弱的阿片类药物，以可待因为代表。

49．**筛查**：是指通过询问、查体、实验室检查和影像学检查等方法对"健康人"针对某种或某些疾病有目的进行的检查，是早期发现癌症和癌前病变的重要途径。

50．**神经毒性**：通常是指药物的副作用。是指药物或治疗（如放射治疗）除了正常的治病作用外，对人体神经系统所带来的损伤。

51．**肾毒性**：临床表现轻重不一，轻度时可为蛋白尿和管型尿，继而可发生氮质血症、肾功能减退，严重时可出现急性肾衰和尿毒症等。肾毒性可为一过性，也可为永久性损伤。可导致肾毒性的常见药物有某些抗菌药、抗肿瘤药、解热镇痛抗炎药、麻醉药、碘化物造影剂、碳酸锂等。

52．**生化全套**：是指用生物或化学的方法来对人进行身体检查，生化全套检查内容包括：肝功能（总蛋白、白蛋白、球蛋白、胆红素、转氨酶）；血脂（总胆固醇、甘油三酯、高和低密度脂蛋白）；空腹血糖；肾功能（肌酐、尿素氮）；尿酸；乳酸脱氢酶；肌酸激酶等。

53．**生命体征**：是用来判断患者的病情轻重和危急程度的指征，主要包括有体温、脉搏、呼吸和血压，是维持生命基本征候，是机体内在活动的客观反应，是衡量机体状况的重要指标。

54．**适应证**：指某一种药物或诊断治疗方法所能诊断治疗的疾病范围或疾病状态。

55．**随访**：指医生在对患者进行诊断或治疗后，对患者疾病发展状况、治疗后恢复情况等继续进行追踪观察所做的工作。

56．**听诊**：是医生用耳或听诊器来探听人体内自行发出的声音来判断是否正常的一种诊断方法。

57．**痛阈**：是指引起疼痛的最低刺激量。痛阈的高低因人而异，且受多种因素影响，比如年龄、性别、性格、心理状态以及致痛刺激的性质等。

58．**透皮给药**：是指将药物涂抹或敷贴于皮肤表面，并通过皮肤吸收药物的一种给药方法。

59．**望诊**：医生运用视觉，对人体以及排出物进行有目的地观察，以了解健康或疾病状态。

60．**围手术期**：是指从患者决定接受手术治疗开始，直至手术后基本康复的全过程，时间在术前5～7天至术后7～12天。

61．**胃肠道反应**：本书中胃肠道反应多是指化疗药物常见副作用之一，主要表现为食欲减退、恶心、呕吐、腹胀、腹泻等。

62．**误吸**：误吸字面上讲就是错误的吸入呼吸道。吸入物可以是液体、食物、异物等，如果手术，吸入物则是胃内容物，如胃液、食物等可因呕吐而被吸入呼吸道，造成呼吸道阻塞、吸入性肺炎，甚至窒息等严重后果。

63. **纤溶酶原激活物**：是由血管内皮细胞合成、分泌、不断释放入血液一种单链糖蛋白，是凝血系统重要的监测指标。人体血液中组织纤溶酶原激活物正常值为 0.3～0.5U/ml（发色底物法）。其临床意义为：降低：提示纤溶活性降低。见于血栓前状态和血栓性疾病，如动脉血栓形成、深部静脉血栓形成、缺血性脑卒中等。升高：提示纤溶活性亢进，见于原发性和继发性纤溶亢进，如弥散性血管内凝血、急性早幼粒细胞白血病、肝病、冠心病、高脂血症、应激反应等。

64. **纤维蛋白溶解系统**：血液凝固过程中形成的纤维蛋白被分解液化的过程称纤维蛋白溶解。纤维蛋白溶解的激活物（纤溶酶原和纤维蛋白溶解酶即纤溶酶）和抑制物以及纤溶的一系列酶促反应，总称为纤溶系统。

65. **血管内皮生长因子（VEGF）**：是指一种能够刺激血管内皮细胞生长、形成新生血管的蛋白质。

66. **血生化检查**：检测除血细胞外存在于血液中的各种离子、糖类、脂类、蛋白质以及各种酶、激素和机体的多种代谢产物的含量的检查。

67. **严重血液学毒性**：是指药物对血液系统的毒性作用达到Ⅳ级（出现血红蛋白<6.5g/dl、白细胞<$1.0×10^9$/L、中性粒细胞<$0.5×10^9$/L、血小板<$25.0×10^9$/L等改变）。

68. **药代动力学**：是定量研究药物在生物体内吸收、分布、代谢和排泄规律，并运用数学原理和方法阐述血药浓度随时间变化的规律的一门学科。

69. **要素饮食**：一种化学精制食物，含有全部人体所需的易于消化吸收的营养成分，包含游离氨基酸、单糖、主要脂肪酸、维生素、无机盐类和微量元素。主要特点：无需经过消化过程即可直接被肠道吸收和利用，为人体提供热能及营养。

70．**一过性失眠**：又称临时性失眠，是一种持续一段时间后可自行缓解的睡眠障碍。它不同于"失眠症"，多半是由心理上或精神上的原因引起，一旦消除了引起失眠的原因，就可以恢复至平日的睡眠状态。

71．**乙肝两对半**：是检查乙肝病毒感染的血清标志物。常用的乙型肝炎病毒免疫学标志物包括表面抗原、表面抗体、e抗原和e抗体、乙肝核心抗体五项，因前四项为两对抗原和抗体，加上乙肝核心抗体，故称为两对半，又称为乙肝五项。其检查意义在于：检查是否感染乙肝及感染的具体情况。

72．**应激状态**：指人体在受到刺激之后作出的反应，以便适应这个刺激变化的环境。这时候的状态称应激状态。

73．**优质动物蛋白质**：动物性食物中含有优质蛋白质、铁、锌、维生素 B_2 等，但缺乏维生素 C，钙的含量也少。

74．**预后**：指预测疾病的可能病程和结局，只是医生们依据某种疾病的一般规律推断的一种可能性，这种可能性通常是指患者群体而不是个人。

75．**照射野**：在患者接受放疗前，医生会通过CT扫描进行病灶部位定位，通过电子计算机计算、规划后会在患者身体表面划定一个将要进行放射治疗的照射范围，这个被划定的区域就叫照射野。

76．**职业危险暴露**：指由于职业关系而暴露在某种危险因素中，从而有可能损害健康或危及生命的一种情况。

77．**中度有氧活动**：在运动过程中，人体吸入的氧气大体与需要的氧气相等，也称等张运动，如步行、慢跑、游泳、骑自行车、跳绳、上下楼梯、健身舞等。

78．**种植**：体腔内器官的恶性肿瘤侵及器官表面时，瘤细胞可以脱落，像播种一样种植在体腔内其他部位而形成的转移性肿瘤病灶。